Für
Billa
Weihnachten 2020
+
ein BESSERES 2021 –
ohne das da → 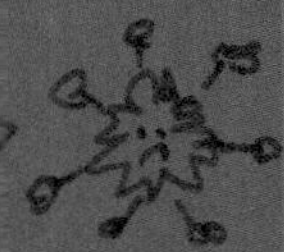 !

IM
KRANKEN
HAUS

Rudolf Likar · Georg Pinter · Herbert Janig ·
Ferdinand Waldenberger

IM KRANKEN HAUS

Ärzte behandeln das Gesundheitssystem

ueberreuter

Aufgezeichnet von Andrea Fehringer & Thomas Köpf
Mitarbeit: Lauren Seywald

Widmung

In Gedenken an Reinhold Hirschheiter.

Er war ein langjähriger Freund und auch Patient des Autors Rudolf Likar.

Bei Reinhold stand das Wohl der Menschen immer an oberster Stelle seiner Verpflichtungen. Besonders die Förderung der Jugend war ihm zu Lebzeiten ein Anliegen.

Dieses Buch hätte Rheinhold sicher gefallen, denn es ist ein Plädoyer für eine bessere, gesündere Zukunft der kommenden Generationen.

INHALT

VORWORT

von Rudolf Likar, Georg Pinter, Ferdinand Waldenberger und Herbert Janig

Wir, die wir schon lange in der Medizin und im Gesundheitswesen tätig sind, sehen in beiden Bereichen Tendenzen, die besorgniserregend sind.

Die aktuelle Situation im Gesundheitswesen mit der demografischen Entwicklung, den Ausbildungsreformen bei den Ärzten und der Pflege, dem Ärzte- und Pflegemangel, den Auswirkungen des Arbeitszeitgesetzes und den finanziellen Restriktionen erfordert einen proaktiven, flexiblen und lösungsorientierten Zugang.

Wir haben den Eindruck, dass sich die Institutionen derzeit gegenseitig behindern und hemmen. Es werden eher Argumente gefunden, warum notwendige Veränderungen *nicht* durchführbar sind, statt gemeinsam nach Lösungsmodellen zu suchen. Es ist seit Langem überfällig, Standesdünkel über Bord zu werfen und im Sinne aller nach nachhaltigen Lösungen zu suchen. Aus den Fehlern und Entwicklungen der Vergangenheit muss gelernt werden. Dazu bedarf es einer gemeinsamen Vision, die sich nicht ausschließlich an einzelnen medizinischen Spitzenleistungen orientiert, sondern der Gesamtheit der alltäglichen Anforderungen gerecht wird. Der Fokus muss auf ein Miteinander, nicht auf ein Neben- oder Gegeneinander von Medizin und allen Gesundheitsberufen gerichtet sein, um die hohe Expertise dieser Bereiche wirksam werden zu lassen.

Wir wollen auch aufzeigen, dass man nicht mit Scheuklappen durch das medizinische Leben gehen darf. Wir müssen Erkenntnisse aus anderen Wissenschaften in unser ärztliches Handeln integrieren. Wir dürfen das Wissen aus Philosophie, Soziologie, Psychologie etc. nicht ausschließen. Medizin ist eine Kunst und weit mehr als eine engstirnige Naturwissenschaft.

Im Buch werden anhand von konkreten Beispielen aktuelle Probleme im Gesundheitswesen skizziert, Lösungsmöglichkeiten analysiert und konkrete Lösungsvorschläge aufgezeigt.

Wir wollen mit diesem Buch unsere über viele Jahre gemachten Erfahrungen teilen und zum Nachdenken anregen. Es ist uns ein großes Anliegen, dass Lösungsansätze aufgegriffen werden, sich die Kommunikation im Gesundheitswesen verbessert, wir uns der wechselseitigen Abhängigkeit bewusst werden und Kooperationen schaffen.

Anmerkung: In dem vorliegenden Buch wird aus Gründen der besseren Lesbarkeit und Übersichtlichkeit auf gegenderte Formulierungen verzichtet. Selbstverständlich ist immer die weibliche und männliche Form gemeint.

WAHRHEIT AUF REZEPT

Es gibt eine todsichere Methode, wie gesunde Menschen in der Sekunde krank werden: Sie müssen nur ein Krankenhaus besuchen oder zum Arzt gehen und Grüß Gott sagen.

Als Ärzte des Vertrauens dürfen wir Ihnen einen guten Rat geben: Gehen Sie nie in ein Krankenhaus, wenn es nicht wirklich notwendig ist. Wer es gesund betritt, geht mit einer Diagnose wieder raus. Jeder bekommt seine Diagnose, jeder. Der Spitzensportler, die Risikomanagerin, der Baggerfahrer, die Biologielehrerin, der Agenturchef, die Hundezüchterin, der Jazzmusiker, die Millionärin, der Verkehrspolizist, der Schriftsteller, die Papuschek-Tante und der faule Willi. Niemand verlässt das Haus ohne Diagnose. Das ist der Fehler im System.

Selten wird ein Arzt sagen: Wissen Sie, Herr Wotruba, das Zwicken da in der Seite, das ist nicht weiter schlimm, gehen S' heim und trinken Sie ein Glas Rotwein. Der Patient wird eher hören: Nehmen Sie bitte dort drüben Platz, wir rufen Sie auf.

Dann beginnen die Untersuchungen und die zeigen immer irgendetwas Auffälliges. Die Mimik des behandelnden Arztes verfinstert sich dabei um eine Nuance, weiter geht es um das Technische, die Laborwerte, die roten Zahlen in der Körperbilanz. Da zeigt sich das Cholesterin von seiner schlechten Seite oder es schreit der Gamma-GT-Wert auf oder die Triglyceride sind im Argen oder die Schilddrüse scheint unrund zu sein und natürlich ist der Blutdruck leicht erhöht oder sonst etwas außerhalb der Norm. Dysbalancen, satte Blutfette, unübliche Messungsergebnisse nach dem Datenabgleich, verdächtige Schatten, mögliche Zysten, allfällige Polypen, der Ruf nach einer Biopsie. Das bedeutet: mehr, mehr, mehr Möglichkeiten einer Behandlung, Zeichen und Symptome, Dringlichkeiten einer Therapie. Es findet sich ein Morbus Irgendwas.

Früherkennung ist natürlich nicht schlecht.

Am Anfang steht der Verdacht und ihm folgt die Tat. Die Frage nach der ärztlichen Vorgangsweise. Sollen wir noch was verschreiben oder wollen wir nicht doch schon operieren? Kein Assistenzarzt will sich einer rechtlichen Verfolgung aussetzen. Kein Oberarzt will in Verruf geraten, nichts, zu wenig oder – undenkbar – das Falsche gemacht zu haben. Kunstfehler ist so ein hässliches Wort für einen Doktor im weißen Mantel.

Fehler macht man in unseren Sphären nicht. Auf der anderen Seite war da dieser unfassbare Fall eines Mannes, der vor einem Spital zusammengebrochen ist und keiner hat ihm geholfen. Der 63-Jährige lag vor dem Krankenhaus, aber niemand nahm sich seiner an. Niemand hat einen Finger krumm gemacht und geholfen. Der Mann hatte einen Herzinfarkt erlitten. Eine Passantin kam vorbeigeeilt, sah den Notfall und schrie: „Kommen Sie doch, ja sehen Sie nicht, helfen Sie doch, holen Sie einen Arzt, schnell, holen Sie einen Arzt!"

Nein, das ginge nicht, Ärzte dürften dieses Krankenhaus nicht verlassen, die Frau möge die Rettung rufen. Schließlich gab sich dann doch ein Arzt einen Ruck und ging nach draußen, versuchte den bewusstlosen Mann wiederzubeleben; zu der Zeit traf auch schon die Rettung ein. Der Patient wurde in ein anderes Spital gebracht, weil vor Ort keine Notaufnahme vorhanden war. Der Mann starb. Eine Kommission prüfte die Vorwürfe, eine Untersuchung brachte kein Ergebnis, es gab keine Konsequenzen. Nein, hieß es, das war doch kein Fall von unterlassener Hilfeleistung. Was bleibt, ist die Trauer der Familie. Tränen der Fassungslosigkeit.

So krank ist unser Gesundheitssystem.

Das geht so nicht, meine Damen und Herren, liebe Freunde und Kollegen unserer Zunft, es reicht. Genau hier soll dieses Buch aufklären und von Begebenheiten erzählen, die wir Ärzte Tag für Tag auf den Stationen und auch in der Welt da draußen erleben. Der Alltag, der nicht immer sehr viel mit dem Eid zu tun hat, den wir alle geschworen haben. Weil das System nach ganz eigenen Regeln funktioniert und manchmal auch nicht zum Wohle der Menschen.

Wir wissen, wovon wir reden.

Wir reden von immer engeren ökonomischen Vorgaben, von ungeniert versuchten Einflussnahmen, von sinnlosen Therapien, von hierarchischen Eitelkeiten, aber wir reden auch von Patienten, die keine Verantwortung für ihr Leben übernehmen wollen, weil sie nur ein Medikament verschrieben haben möchten, ein Allheilmittel, das alles löst, und zwar sofort. Wir reden von zu vielen Menschen, die ambulant oder stationär in die Krankenhäuser strömen, tausende Patienten, die beim Hausarzt viel besser aufgehoben wären. Wir reden von einer Ärztedichte, die nicht mehr dicht ist, weil es mehr Fachärzte in den Spitälern gibt als Allgemeinmediziner im niedergelassenen Bereich.

Wahlärzte haben es zudem schlicht besser im System. Sie sind nicht in das beengte Abrechnungssystem der Krankenkassen eingebunden, sondern können ihre Honorare frei festsetzen. Bei gleicher Arbeitszeit können sie dadurch weniger Patienten behandeln und haben dennoch gleich viel oder mehr Einnahmen. Wahlärzte können sich ihre Patienten aussuchen, die Ordinationszeiten selber festlegen und dafür mehr auf Patientenanliegen eingehen. Bedeutet weniger Stress als für einen niedergelassenen Arzt. Der Patient bekommt mehr Zeit für sein Anliegen, muss dafür in die eigene Tasche greifen. Denn er erhält nur einen Bruchteil von der Krankenkasse refundiert. Die Krankenkasse freut's. Sie bezahlt ein gewisses Honorar, der Rest kommt aus den Taschen der Patienten. Im Gegensatz muss der Kassenvertragsarzt jeden Patienten behandeln, erhält ein festgelegtes Honorar durch die Kasse. Um ein höheres Einkommen zu erzielen, muss er mehr Patienten behandeln. Kein Wunder also, dass sich die Zahl der Wahlärzte in den vergangenen Jahren verdoppelt hat.

Wir reden davon, dass die Kosten für Gesundheitsausgaben ins Unermessliche steigen und für Prävention zu wenig ausgegeben wird, weil das Behandeln lukrativer ist als das Vorbeugen. Wir reden davon, dass die Leistungen an älteren Patienten zunehmen, die Zahl der Pflegebedürftigen und die Pflegeausgaben steigen, aber niemand wirklich bereit ist, das einzukalkulieren. Wir reden davon, dass die Koordination nicht mehr funktioniert, weil wir ein Heer von Egoisten erzogen haben. Wir reden davon, dass sich das alles, so wie es ist, nicht mehr ausgehen wird. Garantiert nicht. Es kann sich nicht ausgehen.

Ziel dieses Buches ist nicht, Panik zu machen, Kollegen zu diffamieren oder über den eigenen Berufsstand herzuziehen, nein. Im Gegenteil. Eine Menge Ärzte sind unserer Meinung, sie kennen das System und deren Fehler genauso wie wir und werden hinter uns stehen. Das Ziel, das wir Ärzte mit diesem Buch verfolgen, ist es, Lösungen auf den Tisch zu legen. Das Schweigen zu brechen. Die Wirklichkeit zu zeigen. Was real, was Sache ist. Warum Pharmafirmen Krankheiten erfinden und danach die Heilmittel verkaufen. Dafür gibt es sogar einen Fachausdruck: *Disease Mongering*. Ein Konzern X gibt 200 Millionen Dollar für Lobbying und (als redaktionelle Beiträge getarnte) PR-Storys aus, die ein Thema monatelang in diversen Medien weltweit thematisieren, immer wieder. Und am Ende dieser medialen Dauerschleife, wenn sich das Bewusstsein der Menschen dahingehend verändert hat, dass man vielleicht selbst betroffen sein könnte, lanciert dieser Konzern X ein wunderbares Mittel namens Soundso, das – wie man aus den Medien weiß – Heilung verspricht. Voilà. Dass dieses Mittel dem Konzern im nächsten Jahr ein sattes Umsatzplus bringt, freut vor allem die Aktionäre.

Disease Mongering bedeutet, dass man Leiden erfindet, um Medikamente zu vermarkten.

Noch besser funktioniert das mit der Lust. Nachdem Milliarden und Abermilliarden Umsatzgelder mit Potenzmitteln gegen sogenannte erektile Dysfunktion, kurz ED, abgeschöpft worden sind, geht ein gewiefter Pharma-Promoter jetzt her und verkauft eine neue Idee: Weniger Lust auf Sex ist nichts anderes als eine Störung. Und gegen so einen plötzlichen Anflug von Frigidität, Tata!, gibt es ein Medikament: Die Power-Pille soll die Libido wieder ankurbeln, allerdings nicht ohne Nebenwirkungen. Zugelassen wurde das Mittel von der obersten Arzneimittelbehörde in den USA nach jahrelangen Beratungen, Anhörungen und Studien.

Die sexuelle Unlust der Frau ist die neueste Errungenschaft in einer langen Reihe von Krankheiten, die keine sind. Vielleicht wäre manchmal eine Umarmung hilfreicher. Oder eine Flasche Champagner. Oder ein Kuss.

Sogar Schüchternheit wird neuerdings als Krankheit verkauft, als *soziale Phobie,* und auch gegen die gibt es ein Heilmittel. Antidepressiva! Psychische Krankheiten verlangen nach einer pharmakologischen Intervention, eine Depression wird mit Tabletten geheilt, *mother's little helpers* heißt das in den USA. Ein Burn-out ist schnell diagnostiziert. Eine Depression schnell da. Noch schneller ein Pulver eingenommen.

Wenn heute ein Kind unaufmerksam oder ein bisschen flatterig ist, hat es höchstwahrscheinlich ADHS, nicht wahr? Dagegen helfen Präparate.

Therapiekonzepte in der Intensivmedizin sind auch nicht immer das Gelbe vom Ei. Das zeigt sich erst, wenn genug Daten vorhanden sind, um die Wirksamkeit zu hinterfragen.

Beispiel: Obwohl es seit Jahren üblich ist, Delire bei kritisch Kranken auf der Intensivstation mit Neuroleptika zu behandeln, gibt es zu diesem Thema kaum Studien. Eine kürzlich publizierte Studie im *New England Journal of Medicine* mit 1.789 kritisch kranken Patienten in einer Intensivstation in den Niederlanden zeigt, dass die Gabe von Haloperidol keinen Nutzen bringt. Ähnliche Ergebnisse haben die Forscher für das Mittel Ziprasidon erhoben. Hier zeigt sich, dass über Jahrzehnte Medikamente eingesetzt werden, ohne den Nutzen zu evaluieren oder überhaupt zu hinterfragen. Man nimmt Nebenwirkungen in Kauf, ohne eine Hauptwirkung beim Delir zu haben.

Weiters können zu viel Diagnostik und zu viel Therapie auch schädlich sein. Und so lassen sich durch eine Überdiagnostik zweifellos Diagnosen finden, die sonst nicht gefunden werden. Beispielsweise kann durch ein Lungenröntgen oder einen Ultraschall eine Wasseransammlung unter der Lunge bei einem komplex und schwer erkrankten Menschen gefunden werden. Auf die Diagnose folgt eine Therapie in Form einer Punktion, die eine Blutung oder ein Zusammenfallen der Lunge nach sich ziehen kann. Der vorher nicht symptomatische Patient hat dann plötzlich ein akutes Problem.

Nach wie vor steht der Arzt hoch im Kurs und noch höher im Ansehen, sogar weit über dem Priester. In der heutigen Zeit ist den Menschen die Religion abhandengekommen, der Glaube scheint mit den Schmerzen am Kreuz verloren gegangen. Die Heilsversprechen der Pfarrer halten nicht mehr und die Mediziner sind in den Rang der neuen Prediger aufgestiegen. Der Arzt wird mystifiziert, mythologisiert und der Glaube ist immer noch da. Der Glaube kann Geldberge versetzen.

Dieses Buch soll versuchen, Wahrheit auf Rezept zu liefern.

Wir wollen aufzeigen, wie es tatsächlich zugeht, wenn man mit dem Stethoskop um den Hals bis zu zweiundsiebzig Stunden die Woche kilometerweit im Laufschritt durch Ambulanzen und Operationssäle geht, wenn man Patienten begrüßt und sie sterben sieht, Frauen, Männer, Kinder. Als Arzt stehst du permanent an der Kippe zwischen Leben und Tod. Das gehört dazu. Sonst muss man Weinbauer werden oder Dichter oder beides.

In Österreich haben wir über 2,5 Millionen stationäre Spitalsaufenthalte. Das sind täglich über 6.500 Menschen, die in Spitälern stationär aufgenommen werden. Die nahezu 18 Millionen ambulanten Frequenzen in den Spitälern pro Jahr bedeuten, dass täglich fast 50.000 Menschen in den österreichischen Ambulanzen betreut werden wollen. Jedes Jahr allein 56.000 stationäre und 580.000 Ambulanzfrequenzen im Klinikum Klagenfurt, einem der größten Spitäler in Österreich.

Noch ein bisschen etwas zur Statistik: Zurzeit leben in Österreich rund 8,8 Millionen Menschen, im Jahr 2030 werden es 9,3 Millionen sein. Während die Zahl der bis 19-Jährigen gleich bleibt, wird die Zahl der 65-Jährigen und Älteren von 18,6 auf 23 Prozent ansteigen. Gleichermaßen wird die Lebenserwartung der Frauen von derzeit 83,9 auf 86,3 Jahre steigen und jene der Männer von 79,3 auf 81,9. Österreich ist ohnehin schon nahezu Weltmeister bei den Spitalsaufenthalten. Von 2008 bis 2016 sind die Aufenthalte im Krankenhaus für Menschen über 90 bei Frauen um 73 Prozent und bei Männern um 91 Prozent angestiegen. Das Ganze kann sich à la longue einfach nicht ausgehen. Menschen werden älter und beanspruchen völlig zu Recht das Gesundheitswesen. Wer soll das alles bezahlen? Sie? Ich? Wir? Der Staat? Der Finanzminister aus seinem Bausparer? Wer denn, wenn nicht wir alle?

Was wir aus eigener Erfahrung wissen: Junge Spitalsärzte wandern ins Ausland ab, etwa nach Deutschland oder in die Schweiz, weil sie dort andere Rahmenbedingungen (bessere Bezahlung, bessere Ausbildung) vorfinden. Das heißt, sie übernehmen gleich zu Beginn Verantwortung, werden in den klinischen Alltag einbezogen und erfahren eine ernsthafte Betreuung. Junge Ärzte haben zudem ein grundsätzliches Problem: Sie lernen oft mechanistisch in einem verschulten Medizinstudium. Anamnese, klinischer Blick und das Be-Hand-eln von Patienten treten in den Hintergrund.

Anstatt einen Patienten einmal mit den Händen abzutasten, werden die aufwändigsten Untersuchungen angeordnet und die kompliziertesten Gerätschaften aktiviert, um ja keinen Fehler zu machen. Um ja keinen Wert zu übersehen. Dabei übersieht man das Wichtigste an unserem Beruf: den Menschen an sich.

Junge Ärzte richten sich zunehmend nach sogenannten Leitlinien. Das sind Wegweiser bei der Diagnostik und Behandlung. Diese Leitlinien haben Professoren, Spezialisten und Fachärzte in diversen Gremien mitbeschlossen und teilweise selbst aufgestellt. Schön und gut. Diese Empfehlungen, wie ein Arzt in der jeweiligen Situation vorgehen sollte, sind an sich okay, werden aber wie heilige Gebote angesehen. Verhaltensmaßregeln, an die man sich zu halten hat und an denen man nicht links oder rechts vorbeischauen darf. Das Problem dabei: Wird ein Patient mit einer komplexeren Krankheit von mehreren Fachärzten, also in verschiedenen Disziplinen, exakt nach den jeweiligen Leitlinien behandelt, kann man davon ausgehen, dass er nach der Behandlung zumindest mit einer Vielzahl an Medikamenten ausgestattet ist.

Aus dem einfachen Grund, weil der hochspezialisierte Arzt einen Tunnelblick hat und den Patienten nicht in seiner Gesamtheit wahrnimmt. Wer stur nach vorgegebenen Richtlinien handelt, tut nicht dem Patienten etwas Gutes, sondern sich selbst. Denn sollte etwas passieren, kann sich der Arzt zurücklehnen und sagen: Tragisch, dass das geschehen ist, aber ich habe mich richtig verhalten, gemäß allen vorgegebenen Standards. So ist der Arzt aus dem Schneider. Der Patient könnte aber an der Befolgung der Leitlinien erkranken.

Allerdings ist auch nicht die Frau oder der Herr Doktor an allem schuld. Für eine gute Behandlung braucht es den Willen der Patienten. Die Mitarbeit. Patienten verschließen gerne die Augen, was ihre eigene Beteiligung am Krank- oder Gesund-Sein betrifft. Das allgemeine Bewusstsein verlangt eher nach einer Reparaturmedizin. Der Patient ist der Meinung: Ich habe ein Recht auf Gesundheit. Tut was, damit ich schnell wieder fit bin. Auf diese Art und Weise wird der Arzt zum Dienstleister.

Das ist grundlegend falsch. Uns Ärzten ist es ein Anliegen, den Patienten aus der Schockstarre der Passivität herauszuholen und ihr oder ihm zu zeigen: Sie müssen da schon mithelfen, wir sind keine Zauberer. Wir schwingen nicht Merlins Wunderstab und alle Wunden sind verheilt. Heilung ist ein bilaterales Abkommen. Da gehören zwei dazu.

Mit der idealistischen Feststellung „Gesundheit ist ein Zustand *völligen* psychischen, physischen und sozialen Wohlbefindens und nicht nur die Abwesenheit von Krankheit und Gebrechen" in der Verfassung der Weltgesundheitsorganisation (WHO) vom 22. Juli 1946 wurde die Grundlage für die Diskussion um Patientenrechte und -verantwortung gelegt. Lange bevor Patienten in Österreich noch darauf hoffen durften, dass sie ein Anrecht auf ihre Befunde haben oder auch nur Einsicht in ihre Krankenakte bekommen könnten. Damit hat man gleichzeitig das Wachstum eines professionellen und profitorientierten Gesundheitssystems angeregt.

Mit der Formulierung „Sich des bestmöglichen Gesundheitszustandes zu erfreuen ist ein *Grundrecht* jedes Menschen" in dieser Verfassung hat man die Basis für die politische Diskussion um Patientenrechte, Patientenautonomie und Patientenbeteiligung der folgenden Jahrzehnte gelegt. So konnten Patienten ihren Anspruch gegenüber Ärzten stellen, sie „gesund zu machen", wie auch immer.

Diese Formulierungen haben die Vorstellung genährt, es gäbe nur *eine* Gesundheit, die anzustreben sich lohnt. Erst wenn man diesen einen Zustand der vollkommenen Gesundheit erreicht habe, könne eine Krankenbehandlung als erfolgreich bezeichnet werden. Es gibt aber keine perfekte Gesundheit. Nicht diesen einen Idealzustand gegenüber vielen möglichen Krankheiten. Vielmehr ist es ein individuelles Kontinuum, ein Schwanken zwischen zwei Polen, hier gesund und dort krank. Dazwischen pendelt der Mensch.

Seit Ende der Siebzigerjahre spielt die Patientenbeteiligung in der internationalen Gesundheitspolitik eine bedeutendere Rolle. Erst in der Erklärung der WHO bei der Konferenz in Alma-Ata 1978 wird betont: „Die Menschen haben das *Recht* und die *Verpflichtung*, sich individuell und kollektiv an der Planung und Umsetzung ihrer Gesundheitsversorgung zu beteiligen."

Trotzdem wünscht sich der geneigte Mensch eine Ruckzuck-Reparaturmedizin. In einem TV-Werbespot sehen wir eine Bobfahrerin, die unmittelbar vor dem Start von argen Kopfschmerzen geplagt ist. Arme Frau. Das kennt man ja: Wichtiger Termin und winzig kleine Männchen mit Spitzhacken im Kopf, die einen Krater in die Großhirnrinde graben, autsch. Was tun? Kein Problem, zeigt uns die Werbung, flugs wird ein Medikament eingenommen und unmittelbar danach kann die Bobfahrerin beschwerdefrei starten, bravo. Ja! Einfache, rasche Diagnose eines separierten Symptoms und eine ebenso rasche therapeutische Hilfestellung durch den Arzt. Die Vorstellungen vieler Menschen sind vom mechanistischen Denken geprägt. Wie bei einer Autoreparatur: benutzt, gefahren, kaputt gemacht, repariert, gefahren bis nicht mehr reparierbar, verschrottet.

Der Logik des Gesundheitssystems entspricht das. Der Arzt hat nur wenige Minuten, um sich mit dem Patienten und seinen Anliegen zu beschäftigen. Eine punktuelle Beobachtung und Behandlung wird finanziert, im Zweifelsfall an einen spezialisierten Kollegen weiterverwiesen. Auf Wiederschauen. Letztlich führt so ein Vorgehen zu wiederkehrenden Arztbesuchen der Patienten, zu immer häufigeren Kontrollen, Arztwechseln, Leidensschleifen, größerem Dokumentationsaufwand, Kostenvermehrung, unzufriedenen Ärzten und Patienten, ohne dass der Patient die Chance erhält – und genötigt ist –, den möglichen Ursachen für Symptome und den grundlegenden Zusammenhängen auf die Spur zu kommen. Unbestritten ist, dass viele Patienten lieber repariert werden möchten, als sich ganzheitlich zu erfahren, um tatsächlich gesund zu werden.

Wir Ärzte sind nach dem mechanistischen System aufgezogen worden: Man dreht ein Rädchen, tauscht was aus und das Leben geht munter weiter. Die ganzheitliche Schau wird nicht mehr beachtet, Quantenphysik und Relativitätstheorie haben neue Sichtweisen gebracht. Auch als Schulmediziner wollen wir betonen: Es braucht sehr wohl die Komplementärmedizin. Problem dabei: Was bei uns nicht messbar ist, ist offiziell nix wert.

Die moderne Medizin hat sich derweil ultramäßig spezialisiert, nicht nur auf Körperregionen oder Organe, sondern schon nur mehr auf Enzyme oder einzelne Stoffe, das heißt die Spezialisierung geht tief in das Mikroskopische hinein. Kleiner, immer kleiner, feiner.

Hier entstehen Denkfehler. Der holistische Ansatz ist gewöhnlichen Medizinern höchst suspekt, weil wir Ärzte den menschlichen Körper in seiner wundervollen Komplexität gar nicht mehr verstehen können. Genetik, Epigenetik, der gesamte Umfang aller medizinischen Erkenntnisse und Errungenschaften, alles, was uns heute zur Verfügung steht, das kann ein Mensch allein längst nicht mehr begreifen.

Wenn man andere Dinge, sagen wir die Philosophie, in das Denken miteinbezieht, erweitert sich der Horizont. Die Medizin ist keine reine Naturwissenschaft, vielmehr ein gesamtwissenschaftlicher Zugang zum Menschen. Und genau hier zeigt sich: Wir haben das Hinterfragen verlernt. In der Philosophie wird gelehrt, wie man Fragen stellt, und genau das wäre wichtig, heute wieder ins Medizinstudium zu integrieren. Ethik zu vermitteln ist wichtiger, als Technik zu bekritteln.

Die Zeit ist das nächste Problem des Mediziners. Für ihn selbst und den Patienten. Zeit ist aus der Gleichung *Patient plus Arzt mal Behandlungszeit mal Einfühlungsvermögen = Heilung hoch zwei* herausoptimiert worden.

Medizin ist durch diese Prozessoptimierung paradoxerweise teurer geworden. Der Arzt denkt sich: Bevor ich etwas übersehe, mache ich alles, was es gibt, und zwar zweimal. Bevor man einmal mit dem Patienten redet. Der Patient will oft gar nicht reden, will sich nicht um seine Krankheit kümmern, er will Action. Das heißt, es braucht eine Rückbesinnung.

Heute gilt: Der Tod ist keine Option. Den Tod gibt es in der Phase der Behandlung nicht. Er wird ausgeklammert und als biologischer Systemfehler betrachtet. Alles dreht sich um die Diagnose und die Therapie. Bis zum letzten Atemzug. Bis zur Nulllinie.

Operative Exzellenz ist das Gebot der Stunde. Schneller, besser und trotzdem billiger. Hier zeigt sich das Dämmern der künstlichen Intelligenz. Ein Algorithmus spart Zeit, in der Labormedizin schon längst eingesetzt, Cluster werden gecheckt, Details herausgefiltert, die menschliche Arbeitskraft ist obsolet. In der Radiologie schauen Computer Hunderte Bilder während eines Wimpernschlags durch, ähnlich in der Dermatologie. Programme beurteilen, ob der Patient Hautkrebs hat oder nur ein Wimmerl. Programme treffen Entscheidungen, zum Teil besser als jeder Arzt.

Auffassungsgabe, Wissen, Erfahrung, das braucht es für eine Einschätzung. Der Arzt kann sich durch Empathie hervortun, *Redefining Medicine 4.0* würde man es neudeutsch ausdrücken.

Auf dem Weg in die Zukunft ist viel verloren gegangen. Vor allem die Weisheit. Klingt nach altbackenen Träumen von der guten alten Zeit, aber nein, wir sagen: Ärzte müssen fundamental umdenken, wenn sie als Ärzte überleben wollen. In ein paar Jahren werden Roboter operieren, Computer alle nötigen Parameter abklären und eigenständig Heilverfahren einleiten. Dann braucht es Menschlichkeit.

Das heißt, viele Dinge müssen schon jetzt im Studium revolutioniert werden. Das System hat eine Masse an Einzelgängern produziert. Ärzte verdienen gut, man macht auch was dafür, aber wir empfinden unser Tun nicht als Teamwork. Wir sagen nicht, *wir* haben diesen Menschen auf dem OP-Tisch verloren. Wir hinterfragen nicht, wollte er das? So sterben? Es passiert ja selten etwas, selbst wenn man belangt wird. Und man wird so gut wie nie belangt.

Es ist also auch ein gesellschaftliches Problem. Wir Ärzte werden nicht als Teamworker sozialisiert, sondern als einsame Cowboys. Man will immer der Beste sein. Das geht auf der Uni mit Ellbogentechnik los und wird später im Spital als nackter Überlebenskampf ausgetragen, aber immer mit einem Lächeln.

Dahinter steckt vor allem die Angst zu versagen. Leiden und Tod sind eine therapeutische Niederlage. Der Tod existiert nicht, er wird nicht thematisiert. Schon gar nicht vor dem Patienten selbst. Nie fragt man einen Menschen: Wie wollen Sie eigentlich sterben? Wo wollen Sie sterben? Daheim, im Kreis Ihrer Familie, oder hier im Krankenbett? Was ist Ihnen lieber? Wo soll es enden? Das fragt niemand. Der Tod ist, wie gesagt, keine Option. Das führt dann dazu, dass der Patient am Leben gehalten wird, selbst wenn es völlig sinnlos ist, er wird um jeden Preis mit den aufwändigsten Verfahren behandelt, so lange mit den teuersten Präparaten vollgepumpt, bis sein Herz aufhört zu schlagen.

Wir haben zwei Fixpunkte in einer Lebensspanne: die Geburt und den Tod. Die Geburt haben wir im Griff, den Tod überhaupt nicht. Auch uns gegenüber nicht. Das Thema ist gesellschaftlich geächtet. Tabu. Anscheinend hat der Tod seinen Pressesprecher umgebracht.

Die Geburt hingegen wird nicht nur zu einem Geschäft, sie missachtet auch die Verfassung der Natur. Offenbar gibt es schon über 50 Prozent Kaiserschnittgeburten. Scheinbar sind – zumindest aus Sicht der schneidenden Zunft – viele Frauen unfähig, ein Kind natürlich zu gebären.

Die Zukunft schreit nach Designerbays. Einige Ärzte gehen sogar davon aus, dass die Schwangerschaft in den nächsten Jahrzehnten abgeschafft wird. Frauen gehen über zu designten Brutkastenbabys. Voraussichtlich noch in diesem Jahrhundert. Jetzt schon beginnen die ersten Barrieren einzubrechen. *Human Enhancement* ist das Stichwort der Stunde. Was genetisch möglich ist, wird verbessert. Das Geschäftsmodell ist ebenso einfach wie eisig: Wünsch dir was. Wünsch dir dein perfektes Baby. Jemand fragt: Sie wollen doch ein gesundes Kind, oder? Okay. Wir machen das für Sie. Augenfarbe und besondere Merkmale ankreuzen und bitte hier unten unterschreiben.

Die Digitalisierung bringt uns demnächst implantierbare Chips mit kontinuierlicher Diagnostik. Das heißt, der Mensch wird permanent untersucht, die Daten werden überprüft, so entstehen gigantische Datenbanken. Jetzt schon gibt es Kooperationen zwischen Universitäten, es bilden sich strategische Allianzen. Da stellen sich natürlich Grundsatzfragen. Wo werden diese Daten gespeichert? Wer hat Zugriff? Und vor allem: Wer beurteilt das alles? Ein Komplexitätsbeauftragter? Ein Datenwissenschaftler? Ein Algorithmus? Ein IT-Doc? Ein Arzt sollte die Fäden zusammenführen können, aber dafür braucht es völlig neue Ausbildungen. Lernt man das auf der Uni der Zukunft?

Aber wir leben im Hier und Jetzt, wo die Probleme akut sind. Zurzeit haben wir eine Krankenhauslastigkeit, und die wird sich nicht ändern. Kleinunternehmerärzte werden immer weniger, vor allem am Land. Warum? Niedergelassene Ärzte sind zugleich Unternehmer, die ihre Praxis wirtschaftlich führen, Betriebskosten decken und für die eigene Altersvorsorge aufkommen müssen.

Die nötige Zeit für die Versorgung der Bevölkerung wird immer weniger. Zeit pro Patient: fünf Minuten. Wenn man Glück hat.

Wie stellt man das Werkl neu auf? Wir stehen vor den Scherben des Systems, das seit Bismarck existiert; jeder ist versichert, es gibt steile Hierarchien, Bünde, Zentren, jeder kocht sein eigenes Süppchen, jeder hat seine ganz bestimmten Interessen, einer sagt das, die Kammer ist dagegen, einer fordert das, die Kasse ist dagegen, die Unis brüllen auf, wenn es private Konkurrenz gibt, jeder schreit, wenn sich der andere was wünscht, Nein, Nein, Nein. Veränderung wird mit allen Mitteln und auf allen Wegen bekämpft. Im Ansatz eingestampft.

Veränderung ist der Totengräber verkrusteter Systeme und ihrer grauhaarigen Würdenträger. Dabei ist Veränderung nichts anderes als die Morgendämmerung einer Zukunft, die unaufhaltsam auf uns zurollt. Wir wollen Anregungen liefern, nicht nur für eine Neuaufsetzung des Medizinstudiums, sondern auch für die Verbesserung der

Patientenbetreuung im Krankenhaus und in der Praxis des niedergelassenen Arztes. Lösungsansätze für den Alltag bringen, das ist das Ziel dieses Buches. Dabei richten wir uns an alle: Politik, Universitäten, Kammern. Neuerungen sind nicht zum Fürchten. Wir Mediziner haben so schrecklich viele Berührungsängste. Wir müssen unser elfenbeinturmartiges Gehabe ablegen. Und politisch muss dieser Veränderungsprozess gewollt sein. Sonst klappt das nicht. Veränderung ist automatisch mit Verlustängsten verbunden. Das Aufbrechen von Barrieren radiert schließlich Privilegien aus und niemand gibt gern freiwillig her, was ihm kraft einer höheren Entscheidung zugefallen ist.

Wer aneckt, wird vom System zermalmt.

Wir haben uns trotzdem entschlossen, nicht den Kopf einzuziehen. Unsere Diagnose lautet: Wahrheit schafft Klarheit.

Um die Dinge beim Namen zu nennen, legen wir die wichtigsten Probleme auf den Tisch. Sechs Themenblöcke mit mehreren Unterkapiteln stehen auf den folgenden Buchseiten. Bei jedem Punkt haben wir uns für eine Dreiteilung entschieden, die so aussieht.

Erst kommt das Problem.

Dann das Fallbeispiel.

Und am Schluss der Lösungsansatz.

Schauen Sie einmal, ob Ihnen das eine oder andere Thema bekannt vorkommt oder Ihnen Ähnliches nicht schon selbst passiert ist. Und dazu wünschen wir Ihnen eines, das Wichtigste: Gesund bleiben.

KAPITEL EINS

DAS KRANKE HAUS

Unser Gesundheitssystem gehört schleunigst behandelt. Es steht kurz vor dem Zusammenbruch, wenn wir so weitermachen. Die Einrichtungen, vom Spital bis zum Heim, sind überfüllt. Die Ärzte in den Kliniken werden durch leichte Wehwehchen von den akuten Fällen abgehalten. Jeder sieht im Krankenhaus den richtigen Ort für seine Behandlung. Denn es fehlen die Hausärzte. Sie wären die Zwischenstelle zwischen Krankenhaus und dem Bettchen zu Hause. Aber ihnen fehlen Zeit und Geld.

Dazu kommt der Tsunami an Akten, die bis ins kleinste Detail geführt werden müssen, um im Falle einer Klage Beweise in der Hand zu haben. „Ich habe am 09.02.2018 der Patientin XY um Punk 9:00 aufgrund des Wertes so und so folgendes Medikament verabreicht, worauf sich deutliche Besserungen gezeigt haben." Kann der Arzt das nicht vorlegen, darf er seinen Schein gleich abgeben. Im Zweifelsfall gilt: Für den Patienten.

PROBLEM: ÜBERFÜLLTE SPITÄLER

Die Notfallaufnahmen platzen aus allen Nähten. Die Bettenstationen sind überfüllt. Weniger akute Fälle halten von der Behandlung der wirklich akuten ab. Das Klinikum Klagenfurt muss jährlich mit rund 580.000 ambulanten Patienten fertig werden. Davon kommen etwa zehn Prozent über die Notaufnahme, wobei hier viele schlicht im falschen Flügel des Krankenhauses sind. Sie könnten von einem niedergelassenen Facharzt oder Hausarzt weitaus besser versorgt werden.

Eine Ursache ist, dass gerade an Wochenenden viele Vollzeit-Beschäftigte in die Notfallaufnahme kommen, weil sie unter der Woche keine Zeit für einen Besuch beim Hausarzt hatten. Durch die fehlenden Strukturen wird das Krankenhaus am Wochenende zur Anlaufstelle. Und alle Patienten, die bei der Aufnahme und der Erstuntersuchung, der sogenannten Triage, als nicht hoch akut eingeschätzt werden, müssen trotzdem eine Behandlung bekommen. Zur Erklärung: Bei der Triage bedeutet Notfall „sofort", „sehr dringend" heißt zehn Minuten warten, „dringend" sechzig Minuten und „normal" hundertzwanzig Minuten.

Unterm Strich bleibt weniger Zeit für die dringlichen Fälle, weil die Ärzte durch nicht akute Fälle blockiert werden. Das Team der Notfallambulanz ist überfordert. Gleichzeitig möchte jeder Patient entsprechend behandelt werden. Passiert das nicht, kommt es zu Unzufriedenheit. Aussagen wie „Ich war heute sechs Stunden in der Notaufnahme und niemand hatte richtig Zeit für mich" gehören zum Alltag. Ein Teufelskreislauf. Warten auf Godot in Weiß.

FALLBEISPIEL

Der 42-jährige Michael T. kommt an einem Samstagvormittag in die Notfallaufnahme. Seit einigen Tagen hat er anhaltenden Husten und atemabhängiges Stechen in der Brust.

Die Vitalparameter Blutdruck und Puls sind kaum auffällig. Er wird als nicht dringlich im Ambulanzsystem gereiht. Aufgrund leicht erhöhter Temperatur verordnet der Arzt eine Blutabnahme und ein Lungenröntgen. Rücksprache mit dem Facharzt kann er nicht halten, der ist gerade mit einem Patienten im Schockraum nebenan beschäftigt.

Zeitgleich warten fünf weitere Patienten auf eine Behandlung. Darunter ein 32-Jähriger, der über Rückenschmerzen klagt, die seit zehn Tagen anhalten. Auf die Frage, warum er nicht unter der Woche zu seinem Hausarzt gegangen sei, antwortet er, er hätte keine Zeit gehabt. Er möchte eine sofortige Abklärung.

Eine 88-jährige Patientin aus einem nahen Pflegeheim wartet auf einer Liege vor der Erstaufnahmekoje.

Zwei weitere Ärzte sind mit dem Verlegen und Entlassen von Patienten aus der

Aufnahmestation beschäftigt. Das ist immer ein schwieriges Unterfangen, da oft wenige Betten im Krankenhaus frei sind. Der Ambulanzarzt untersucht die ältere Patientin. Sie ist sichtlich desorientiert und klagt über Schmerzen, sie schreit. Währenddessen bekommt er die Befunde mehrerer Patienten, die er durchsehen muss.

Das Telefon klingelt. Ein Angehöriger möchte Auskunft über seine knapp zuvor eingelieferte Mutter haben. Er reagiert unwirsch, weil ihm der Arzt lediglich mitteilen kann, dass seine Mutter wohlauf ist, er aber keinerlei medizinische Auskünfte am Telefon geben könne.

Wieder der älteren Patientin zugewandt, beginnt er unmittelbar mit einer entsprechenden Schmerztherapie, ordnet einige Untersuchungen an und versucht mit dem Facharzt Kontakt aufzunehmen.

Zwischenzeitlich ist auch ein Laborbefund von Michael T. eingelangt, der auf die Röntgenuntersuchung wartet. Der Arzt bespricht sich mit dem Facharzt über die wartenden Patienten. Es werden einige diagnostische und therapeutische Schritte festgelegt. Der Facharzt muss weiter in die Aufnahmestation, da sich hier die Weiterleitung der Patienten als schwierig gestaltet. Es stehen an diesem Tag nur wenige freie Betten im Krankenhaus zur Verfügung.

Michael T. ist mittlerweile über eine Stunde im Krankenhaus und wird zunehmend ungeduldiger. Laufend bewegen sich Ärzte und Schwestern an ihm vorbei, neue Patienten werden gebracht, neben ihm stöhnt ein Patient, der gerade zur Wundversorgung zu den unfallchirurgischen Ärzten gebracht wird.

Das Lungenröntgen und ein Laborwert von Michael T. sind auffällig. Es kommt zu einer fachärztlichen Beratung. Die nimmt nochmals Zeit in Anspruch.

Nach knapp drei Stunden wird Michael T. mit einem Rezept für ein Antibiotikum nach Hause geschickt.

Eine Routineuntersuchung, die normal von einem Hausarzt oder Facharzt ebenfalls durchgeführt werden hätte können. Ohne die Notfallaufnahme zu belasten.

Lösungsansatz

Es stellt sich natürlich die Frage: Wie kann die Qualität in der Notfallambulanz trotzdem erhalten bleiben?

Im Bereich der Notaufnahme braucht es klare Standards für die internen Abläufe. Denn in Österreich gibt es keine einheitliche Ausbildung im Bereich der Notfallmedizin. Das muss geändert werden. Die Teams müssen für die Notaufnahme ausgebildet sein, wofür die Einführung einer österreichweiten einheitlichen Ausbildung notwendig wäre – wie es sie auch in zweiundzwanzig anderen EU-Staaten gibt.

Zusätzlich braucht es eine Zusammenarbeit aller Disziplinen, beispielsweise die Integration der Geriatrie.

Im Bereich der Notfallaufnahme könnten integrierte allgemeinmedizinische Praxen auch an den Tagesrandzeiten Abhilfe schaffen.

Außerdem braucht es eine allgemeine staatliche Förderung von Gruppenpraxen, Ärztekooperationsmodellen und Primärversorgungseinheiten, um das Krankenhaus zu entlasten.

Auf Patientenebene ist es wichtig, darüber aufzuklären, dass es nicht immer notwendig ist, die höchste Versorgungsstufe des Gesundheitssystems, sprich das Krankenhaus, aufzusuchen, wenn man nur ein Wimmerl am Oberschenkel hat. Das könnte beispielweise durch eine Ambulanzgebühr gesteuert werden.

Wer zahlt, wenn auch nur eine kleine Gebühr, geht nicht leichtfertig mit Leistungen um, die vielleicht genau zu diesem Zeitpunkt jemand anderer dringender gebraucht hätte. Ein Mensch in Lebensgefahr.

PROBLEM: FEHL AM PLATZ IM KRANKENHAUS

Die österreichischen Krankenhäuser sind überfüllt. Das hat drei Gründe.

Erstens: Der österreichische Versicherungsnehmer ist es gewohnt, im Krankenhaus versorgt zu werden. Dafür zahlt er sein Leben lang Beiträge und erwartet dementsprechende Behandlung und Versorgung. Auch wenn er gar nicht ins Spital muss. So wie gerade erläutert. Die Kosten der Unterbringung und des Personals gehen zu Lasten der Spitäler.

Zweitens: Krankenhäuser nehmen Patienten zur Gesundheitsvorsorgeuntersuchung auf, um die Auslastungszahlen in die Höhe zu treiben und so die Leistungskosten abzudecken. Obwohl diese Untersuchungen genauso gut und billiger ambulant durchgeführt werden könnten. Das ist eine falsche Verschiebung des stationären Bereichs zur Abdeckung der Kosten.

Drittens: Jährlich sterben rund 84.000 Menschen in Österreich. Mehr als zwei Drittel hauchen ihr Leben in einer staatlichen Institution aus. Knapp die Hälfte in einem Krankenhaus. Und dort wiederum in Spezialabteilungen. Obwohl laut Studien mehr als neunzig Prozent der Menschen zu Hause Abschied nehmen möchten, im Kreis der Familie.

FALLBEISPIEL

Johann W. wird mit akuten Kopfschmerzen und Lähmungserscheinungen in die Notfallaufnahme eingeliefert. Er ist 76 und hat ein Lungenkarzinom. Es folgen eine CT-Abklärung und die stationäre Aufnahme. Der behandelnde Arzt stellt Hirnmetastasen fest. Die Operabilität, sprich die Überlebenschance, schätzt das Team als ungewiss ein. Es kommt zur Diskussion. Der Operateur setzt sich durch. Johann W. wird davon überzeugt, dass der Eingriff notwendig ist, und willigt ein. Obwohl mit dem Hausarzt eine Patientenverfügung erstellt wurde, dass Johann W. aufgrund der fortgeschrittenen Erkrankung keinen Eingriff mehr will. Es siegte die Medizin der Überzeugung. Nach der Operation wacht Johann nicht gleich auf und kommt auch nicht mehr zu vollem Bewusstsein. Ein Schlaganfall hat ihn völlig gelähmt und hilfsbedürftig gemacht. Eigentlich war sich Johann W. seiner Krankheit bewusst, wollte seine letzte Zeit zu Hause verbringen und dort auch sterben. Das war mit dem Hausarzt so abgesprochen. Jetzt wartet er, bis seine Organe versagen.

Lösungsansatz

Generell sollte man das Ansehen des Hausarztes wieder aufwerten.

Automatisch müsste bei Eingriffen, die drastische Auswirkungen haben können, auf die Informationen des Hausarztes zurückgegriffen werden. Der Hausarzt ist der Lotse der Patienten. Das *Wir* in der Betreuung zwischen Hausarzt und Klinik muss im Vordergrund stehen. Würde man rechtzeitig mit den Patienten über deren Wünsche sprechen und den Hausarzt einbeziehen, könnte man die Sterberate im Krankenhaus senken. Der Hausarzt müsste Zeit für den Patienten und seine Anliegen haben, um seiner Lotsenfunktion gerecht zu werden. Erst dann kann er die richtige Zuweisung zu einem Facharzt oder ins Spital veranlassen. Falls nicht, kommt es zu Unter-, Über- oder Fehldiagnosen mit möglicherweise unangenehmen Folgen für den Patienten und die in Anspruch genommenen Ärzte und Gesundheitseinrichtungen. Das müsste abgegolten werden.

Es braucht also neue Strukturen und ein Umdenken bei den Menschen.

Die Gesellschaft muss verstehen, dass das Krankenhaus die hochwertigste Akutversorgung des Landes ist. Es ist kein Hotel mit Check-in- und Check-out-Zeiten, wo man am Tag der Entlassung zu Mittag noch Anspruch auf ein mehrgängiges Menü hat. Die Bevölkerung muss sich bewusst werden, dass der Krankenhausaufenthalt der teuerste Aufenthalt überhaupt ist.

Für die nicht krankenhauspflichtigen Patienten könnten sogenannte Patientenhotels eingeführt werden. In Amerika ist das schon Realität. Patienten, die keine schwerwiegende Krankheit aufweisen, sondern nur eine ambulante Kontrolle am nächsten Tag benötigen, müssen so nicht stationär aufgenommen werden. Oder für Patienten, die beispielsweise nur eine kleine Operation hatten, aber noch nicht nach Hause geschickt werden können, weil sie zu weit weg wohnen, wären Patientenhotels die Lösung. Die Hotels liegen in der Nähe des Krankenhauses, sollte ein Problem eintreten.

Die Hotelkosten können durch die Kassa refundiert werden, das ist immer noch billiger als ein Spitalsbett. Zusätzlich wären die Kosten steuerlich absetzbar. Durch Patientenhotels könnte sich das Gesundheitswesen Personalkosten sparen und die Krankenhauslastigkeit reduzieren.

Für ein Umdenken bei der Versorgung steht das Klinikum Klagenfurt. Es gilt mit der Einführung der Tagesklinik im Jahr 2007 als Vorbild. Die Zahl der Eingriffe ist über die Jahre gestiegen.

Der Hauptbereich der Tagesklinik sind Augenoperationen, konkret Katarakt-Operationen. Mittlerweile werden Leistenbruchoperationen, Kniegelenksarthroskopien und dergleichen tagesklinisch durchgeführt. Sprich, im orthopädischen, unfallchirurgischen und allgemeinchirurgischen Bereich nehmen die tagesklinischen Operationen zu. Es kommt zu einem Umdenken in Österreich. Tageskliniken sind in den einzelnen Bundesländern fix integriert, dafür sorgt der Regionale Strukturplan Gesundheit, kurz RSG. Die Tagekliniken finanzieren sich über ihre Leistungen. Und das Klinikum der Hauptstadt Kärntens ist hier federführend.

PROBLEM: UNNÖTIGE KRANKENHAUSTRANSPORTE

Wie oft hören Sie am Tag eine Sirene heulen? Wenn Sie in der Nähe eines Krankenhauses wohnen, wahrscheinlich öfter. Und jetzt stellen Sie sich vor, ein Drittel dieser Transporte könnte vermieden werden, weil sie unnötig sind.

Ein nicht unerheblicher Teil der Rettungswagen fährt nur zwischen Pflegeheimen und Spitälern hin und her. Je nach Studie liegt die Rate vermeidbarer Transporte bei bis zu 77 Prozent. Also mehr als jeder zweite Patient könnte in Ruhe im Heim bleiben. Statt dem Stress einer Fahrt und einer Untersuchung ausgesetzt zu sein.

Gründe für dieses Problem gibt es viele: fragmentarische (fach-) ärztliche Präsenz, Kommunikationsdefizite, Ressourcenmangel, unzureichende geriatrische Expertise und Pflegepersonen, die oftmals allein Transportentscheidungen treffen müssen.

FALLBEISPIEL

Der 82-jährige Josef H. liegt ruhig in seinem Bett. Seit fünf Jahren wohnt er in einem Pflegeheim, weil seine Angehörigen es zu gefährlich finden, ihn allein in seinem großen Haus dem Schicksal zu überlassen. Mittlerweile hat er sich an die Umgebung gewöhnt. Und er freut sich, wenn sich die Schwester liebevoll um ihn kümmert.

Plötzlich ein Stechen in der Brust. Josef fängt an zu husten. Kann nicht mehr aufhören. Die Schwester eilt herbei. Der Nachtdienst hat schon begonnen und sie ist allein im Heim. Was tun? Sie nimmt den Hörer in die Hand und wählt 144.

Die Rettung kommt mit Getöse eingefahren. Josef wird auf eine Trage gelegt und unter andauerndem Hustenreiz in das nahe gelegene Krankenhaus gefahren.

Aus dem Halbschlaf gerissen, beugen sich unter gleißendem Licht Arzt und Schwester über den alten Mann. Er weiß gar nicht, wie ihm geschieht. Das Herzstechen ist von seinem Stresslevel übertönt. Den Husten hat er vergessen.

Der Arzt kann nichts finden. Die Krankenakte zeigt keine Auffälligkeiten.

„Legen S' den armen Mann wieder schlafen", sagt der Doktor zu den Rettungsleuten und dreht sich um. Er schüttelt den Kopf.

Lösungsansatz

Drei Wörter: Optimierung der Versorgung.

Da sind sich alle einig. Krankenhaustransporte müssen mit viel Bedacht erfolgen. Der Nutzen für einen Heimbewohner muss im Vergleich zu den Risiken überwiegen, in der Fachsprache „*Hazards of Hospitalization*" genannt, dazu zählen Infektion oder Funktionsabbau. Solche Transporte stellen für ältere Menschen eine enorme Belastung dar, insbesondere für Demenz-Kranke. Hier spricht man von „*Relocationstress*".

In Kärnten und der Steiermark wurde eine konkrete Lösung gefunden, die unter dem Projektnamen GeKo (Geriatrischer Konsiliardienst) läuft. Das Projekt entstand aus der privaten Initiative von Ärzten, Psychologen und Leuten aus der Wirtschaft. In der Probezeit aus Strukturmitteln und Gesundheitsfonds finanziert, danach, in der Regelversorgung, durch Krankenkasse und Land. Mit GeKo machte man sich die Optimierung der Versorgung in den Pflegeheimen zur Aufgabe. Und das funktioniert so: Ein Geriater und eine Krankenschwester halten immer Kontakt zu den Pflegeheimen. Auf Anforderung durch den behandelnden Hausarzt oder die Pflegeleitung des Heimes greifen sie beratend oder vor Ort ein. So kommt es zu einer Reduktion vermeidbarer Krankenhaustransporte.

Das Ergebnis: Ein Transportrückgang um zwölf Prozent, deutlicher Rückgang der Medikamente pro Bewohner, leichter Rückgang der als vermeidbar eingeschätzten Transporte. Es gab keine bemerkenswerte Veränderung in der ärztlichen Involvierung bei Transportentscheidungen, dafür eine leichte Zunahme an Patientenverfügungen. Und es gab ein paar glückliche Menschen mehr.

In unserem Fall hätte die Schwester im Pflegeheim einfach den Hausarzt oder den geriatrischen Konsiliardienst verständigt und der Rettungseinsatz plus die Notfallambulanz wären obsolet gewesen.

PROBLEM: AUSGELASTETE NOTAUFNAHMEN

Mehr als dreißig Prozent der Patienten in Notfallaufnahmen sind ältere Menschen. Viele davon kommen aus den Pflegeheimen, weil sich die Versorgung mit den niedergelassenen Ärzten, besonders am Wochenende, schwierig gestaltet. Wieder andere Patienten, häufig sind es fremdsprachige Personen, haben gar keine Hausärzte und kommen dadurch automatisch in die Notfallaufnahme.

FALLBEISPIEL

Die 91-jährige Margarethe P. aus dem Pflegeheim ist schon länger bettlägerig. Ihre Bewusstseinslage verschlechtert sich zusehends. Als die Morgenpflege kommt, ist sie nicht mehr richtig ansprechbar und hat einen Herdblick, das heißt, es besteht der Verdacht auf einen Schlaganfall. Der Hausarzt wird verständigt. Der wiederum ruft den Notarzt, weil er Gefahr in Verzug sieht. Außerdem hat er eine volle Praxis, in der schon viele Patienten lange warten.

Ein solcher Einsatz ist zeitraubend, wenn sich die Lage der Patientin verschlechtert und man den mutmaßlichen Patientenwillen erörtern muss. Es stellt sich zum Beispiel die Frage, ob die alte Frau überhaupt vom Pflegeheim noch einmal ins Krankenhaus will. Dieser Prozess kann bis zu einer Stunde dauern. Da ist für den Hausarzt in der aktuellen Situation gar nichts anderes möglich, als den Notarzt zu verständigen und die Patientin mit dem Hubschrauber ins Krankenhaus transportieren zu lassen.

Dort muss alles abgehandelt werden, was der Hausarzt schon hätte erledigen können. Die Angehörigen werden angerufen, der mutmaßliche Patientenwille wird erhoben, also die Frage: Was will die Dame wirklich? Und auf einmal stellt sich heraus, dass die Patientin gar nicht ins Krankenhaus wollte. Jetzt ist sie da, muss komplett durchuntersucht werden. Denn Margarethe P. kann, falls sich der Zustand verschlechtert, sterben.

Lösungsansatz

In den Pflegeheimen wohnen zunehmend ältere und multimorbide Menschen, was bedeutet, dass sie mehrere Krankheiten und Leiden gleichzeitig haben. Der Übergang vom Bewohner zum Patienten ist fließend. In manchen Pflegeheimen betreuen bis zu vierzig Hausärzte die dort lebenden Menschen, da sie, infolge der freien Arztwahl, nach der Übersiedlung ins Pflegeheim ihren Hausarzt behalten haben. Verständlich, dass dieser Umstand einen großen organisatorischen Aufwand im Pflegeheim mit sich bringt. Nicht jeder Hausarzt ist in der Lage, im Akutfall sofort verfügbar zu sein, die individuelle Verständigung ist oft aufwendig. Es braucht in Pflegeheimen Ärzte, die, wenn nötig, rasch zur Unterstützung oder Behandlung gerufen werden können, und auch den geriatrischen Konsiliardienst.

Noch besser wären Ärzte, die vor Ort sind und das Pflegeheim direkt betreuen, sprich Heimärzte. Die könnten unter sich, für eine bestimmte Zeit, einen Koordinator wählen, der die laufende Versorgung vor Ort übernimmt.

Das muss aber jedes Pflegeheim für sich bestimmen, da es privat geführte Unternehmen sind. Jedes Heim kann also einen Arzt für sich engagieren, der die Betreuung übernimmt. Allerdings würde sich dann wieder die Ärztekammer querlegen, mit dem Argument, dass damit die freie Arztwahl unterbunden würde.

Außerdem gibt es ein mangelhaftes Besoldungssystem, denn für seinen Einsatz im Altersheim bekommt der Hausarzt zirka dreißig bis vierzig Euro brutto. Davon bleiben ihm etwa zehn Euro netto. Jeder Handwerker verdient mehr. Da müssen die Pflegeheime schon tiefer in die Tasche greifen, wenn sie ihre Hausärzte behalten wollen.

PROBLEM: DIE 48-STUNDEN-WOCHE

Jüngere Kollegen reagieren mit Unverständnis auf die vor Jahren üblichen hohen Dienstbelastungen der älteren Kollegen und wollen Arbeitszeitregelungen, die ein qualitätsvolles Arbeiten, aber auch ein erfülltes Leben außerhalb der Arbeit sicherstellen. Die eigene Person wird nicht nur über die Arbeit definiert, sondern im Kontext mit dem sozialen Umfeld gesehen.

Das Problem bei der 48-Stunden-Woche ist, dass auf den Stationen keine Kontinuität in der fortführenden Betreuung mehr vorhanden ist. Früher hat es den Stationsarzt gegeben, dem wochenweise oder monatsweise Stationen zugeteilt waren. Es gab eine kontinuierliche Betreuung der Patienten. Mit der 48-Stunden-Woche gehen die Ärzte immer wieder aus dem Dienst, es besteht eine unregelmäßige Betreuung der Patienten. Das birgt natürlich die Gefahr des Informationsdefizits bei den Übergaben. Es kommt zu einer Anhäufung von Fehlerquellen, weil das Wissen über den betroffenen Patienten nicht durchgehend vorhanden ist. Vor allem über den Verlauf seiner Krankheit und die genaue Stufe einer möglichen Genesung. Natürlich kann kein Arzt rund um die Uhr für die Patienten da sein, das Geheimnis liegt aber in der Zeitqualität. Durch die erhöhte Mehrarbeit aufgrund von Personalknappheit, Arbeitszeitgesetz und dem wirtschaftlichen Druck, immer mehr Patienten behandeln zu müssen, fehlt den Chirurgen die Zeit, ihre OP-Patienten nach der Operation zu besuchen.

Auch der Umgang miteinander ist deutlich reduziert. Früher hatte man Sozialkontakte im Team und auch außerhalb, sei es mit nichtmedizinischem Personal, Pflege, Röntgenassistenten und vielen anderen. Man hat von ihnen allen gelernt und in Gesprächen viel erfahren, denn sie hatten jahrzehntelange Erfahrung. Diese Informationen gehen heute verloren, weil es die soziale Kontaktpflege bei der 48-Stunden-Woche aufgrund der hohen Workload nicht mehr gibt. Schweigen spart Zeit, scherzen ist unerwünscht und Überstunden schaden der Work-Life-Balance.

FALLBEISPIEL

Der 93-jährige Franz A. leidet nach einer akuten Hüftoperation an Herzschwäche und einer schweren Lungenerkrankung. Er hat kaum Chancen, die nächsten drei Monate zu überleben. Es spricht niemand von der ethischen Entscheidung, ob eine Therapie noch sinnvoll , ob eine Wiederbelebung des Patienten noch menschlich vertretbar ist. Nein, es wird das Medical Emergency Team eingeschaltet und im Notfall angerufen. Das Team muss die Entscheidung treffen, obwohl im Vorfeld wochenlang bekannt war, dass Franz A. sehr gebrechlich ist und eine Wiederbelebung eigentlich nicht dem Wohl des Patienten entspricht.
Diese sogenannten Therapiezieländerungsgespräche finden nicht mit den Betroffenen statt, obwohl der Patient sich das wünschen würde und dann nicht der Intensivmedizin ausgeliefert wäre. Obwohl sein Lebenswille, sein Patientenwille ein anderer ist. Die Entscheidungen werden immer wieder wegdelegiert, auch nicht besprochen. Immer wieder kommt es zu Akutfällen, obwohl man die Entscheidung längst im Vorfeld hätte treffen können. Hinsichtlich ethischer Dekrete oder einer gewissen Vorplanung versagt oft das ganze System. Der Tod ist tabu. Sterben sollen andere.

Lösungsansatz
Ärzte müssten auf den Stationen im Akutkrankenhaus mit den Patienten über die Entscheidung sprechen, wie sie oder er sein Leben zu Ende bringen will. In vielen Fällen fehlt die Kontinuität in der Betreuung, damit nicht eine Entscheidung, die schon lange ansteht, zu einer Akutentscheidung wird, die dann das ganze Team auch emotional herausfordert.

Außerdem birgt die 48-Stunden-Woche ein Defizit in der Weiterbildung, da man viele Dinge oft nicht fertig macht, nicht sieht, wie es dem Patienten geht. Ein Chirurg merkt nur dann einen Effekt, wenn er den Patienten in weiterer Folge sieht und fragt, wie es ihm nach der Operation geht. Wenn er ihn besucht, bekommt er eine persönliche

Rückmeldung. Dadurch wird er besser. Da man diese Reflexion nicht hat, den Erfolg oder auch den Misserfolg, kann sich der Arzt persönlich nicht weiterentwickeln. Nur durch einen Erfolg kommt es zur Stärkung der Persönlichkeit.

PROBLEM: JUNGEN ÄRZTEN FEHLT DIE ERFAHRUNG

Erfahrungswissen. Klingt gut, klingt vertrauenerweckend. Patienten schätzen Ärzte mit Erfahrung sehr. Sie werden sogar deshalb aufgesucht.

Aber Erfahrungswissen gilt inzwischen als antiquiert, als hinderlich, als retro, old fashioned, old school, möglicherweise sogar als gefährlich, es produziert Fehler. Der aufgeklärte Mensch verlässt sich lieber auf Statistiken, Berechnungen, wissenschaftliche Studien. Das wird auch im heutigen Medizinstudium großgeschrieben. Die bekannten Leitlinien, sprich die Behandlungsempfehlungen, kommen hier ins Spiel. Diagnose- und Therapiefehler können ernste juristische Folgen haben. Darum verlassen sich viele Mediziner lieber auf statistisch fundierte Regelwerke und verbindliche Leitlinien als auf ihr erfahrungsgeprägtes Bauchgefühl. Das unterstützt sogar die Wissenschaft. Kognitionsforscher, die dem Bewusstsein auf den Grund gehen, halten Erfahrung heute für keinen guten Ratgeber mehr, weil wir uns allzu leicht täuschen lassen.

Doch der Mediziner greift immer auf zwei Formen von Wissen zurück: einmal auf das statistische, rationale Wissen und einmal auf das Erfahrungswissen, das Bauchgefühl, die Intuition. Beide Arten von Wissen haben ihren Platz und gehören angewandt. Dieses Wissen haben ältere Ärzte. Um es weiterzugeben, braucht es den Erfahrungsaustausch untereinander, besonders mit jungen Ärzten, damit diese sich in ihrem Wissen weiterentwickeln können.

Es braucht Gefühl und Gespür.

FALLBEISPIEL

Jungarzt Max Z., 26, sitzt seit einer Stunde vor dem Computer. Er muss Rezepte für all jene Patienten erstellen, die das Spital verlassen, Krankheitscodes für die kommenden und gehenden Patienten eingeben, außerdem Arztbriefe verfassen. Zwischendurch schlägt er das Suchtgiftgebarungsbuch auf – es dokumentiert die Verordnung von Opioiden – und blättert durch die Seiten. Das muss er kont-

rollieren und unterschreiben. Er hat Hunger. An Essen ist nicht zu denken, nicht jetzt.
Eine andere Station hat schon drei Mal angerufen. Max Z. wird unruhig. Ein Venenweg ist zu legen und zwei Patientenaufklärungen für Untersuchungen sind zu erledigen, Vermerk: dringend.
Dabei ist alles dringend, immer. Auch jetzt. Max Z. möchte gerne bei der Visite mitgehen, aber das ist heute unmöglich. Patienten kommen und gehen, zu viel Bürokratie, die dringend erledigt werden will, um mit dem stationsführenden Oberarzt vormittags bei der Visite mit dabei zu sein. Stress, die Zeit drängt, Stress, schnell ein Schluck Wasser. Vier Patienten soll Max Z. selbst unter Supervision betreuen, dafür fehlen ihm aber Zeit und Erfahrung, also springt ein erfahrener Arzt ein und übernimmt die Betreuung.
Max Z. fragt sich, wie er künftig Patienten in der Praxis betreuen soll, wenn er das nötige Know-how nicht lernen und verinnerlichen kann. Er fragt sich überhaupt, wie er das Ganze auf die Reihe kriegen soll. Eigentlich wollte er heute seine Mutter besuchen, das geht sich nicht aus, auch das Abendessen mit seiner Frau wird er absagen müssen. So wie es aussieht, wird das verdammt kompliziert mit dem Erfahrungswissen und der Work-Life-Balance.
Max kommt sich vor wie im unteren Teil einer Sanduhr. Er steht dort unten in der bauchigen Glaskammer und der Sand der Zeit rieselt ihm unaufhörlich ins Gesicht.

Lösungsansatz

Eine Möglichkeit wäre die Einführung eines Mentoren-Modells.

Dabei werden den auszubildenden Ärzten Fachärzte zur Seite gestellt, die sie auf ihrem Ausbildungsweg ein Stück begleiten. Die Babyboomer-Generation ist völlig anders sozialisiert und muss in dieser Hinsicht umdenken.

Früher mussten Ärzte sich vieles selbst beibringen und es gab einen starken Konkurrenzdruck. Denken wir nur, was in den 1980er-Jahren an den Universitäten los war: Massen von Medizinstudenten. Horden!

Da war vieles sehr stark auf Konkurrenz ausgerichtet und weniger auf Austausch aufgebaut. Die Generation, die jetzt ihre Ausbildung abschließt, denkt anders und erwartet solche Mentoren-Modelle sogar.

Das Lernen durch *trial and error*, wie das früher der Fall war, ist heutzutage tabu.

Das Mentoren-Modell ist ein ganz wesentliches Instrument, mit dem jungen Menschen vermittelt wird, dass sie ältere Kollegen als wichtige und wesentliche Wissensquelle anerkennen und nützen können. Der Mentor begleitet den Mentee, also die zu betreuende Person, durch die gesamte Ausbildung, wie zum Beispiel in der Anästhesieausbildung.

Im Bereich der Geriatrie Klagenfurt wird das Programm G4J – *Geriatrics for Juniors* – umgesetzt. Ziel dieser Fortbildungsreihe ist es, das Interesse junger Ärzte und auch Pfleger für die Inhalte der Geriatrie zu steigern. Klappt wunderbar.

PROBLEM: DER ARZT UND SEIN RICHTER

Jahrhundertelang mussten sich Ärzte nur wenigen Normen und Instanzen unterwerfen: dem Hippokratischen Eid, der Standesethik und dem eigenen Gewissen. Heute hat sich der moderne Rechtsstaat die Medizin quasi einverleibt.

Auf den ersten Blick erscheint das positiv, denn so steht das Recht über der Willkür. Die Kontrolle von außen ist wichtig. Dadurch wird ärztliches Handeln legitimiert und das Vertrauen zwischen Arzt und Patient gestärkt.

Das Problem: Die Verrechtlichung führt zu einer Defensivmedizin. Das heißt, durch die Überdosierung des Rechts tut der Arzt alles, um eine Haftungsklage zu vermeiden. Bei dieser Risikominimierung kann es passieren, dass er sinnvolle Behandlungen unterlässt oder sich mit Überdiagnostik (Laborparameter, MRT) absichert. Beides ist nicht im Sinne des Patienten und außerdem teuer.

Besonders problematisch ist die Pflicht zur Fehleroffenbarung, die zu einer Misstrauenskultur geführt hat. Das Patientenrechtgesetz treibt die unheilvolle Entwicklung vom behandelnden zum dokumentierenden Arzt voran. Die Flut an Regeln und Gesetzen dient der Ökonomisierung und nicht der Medizin.

Die Befürchtung seitens der Ärzte, in juristische Prozesse verwickelt zu werden, ist berechtigt. Das bringt der Beruf einfach mit sich. Die Rechtsordnung ist aber nur ein Instrument zur Rechtsverfolgung. Klagen muss der Patient. Gründe dafür sind: Defizite im Vertrauen zwischen Arzt und Patient; die Anonymität der Medizin; zunehmende oberflächliche Aufklärung der Patienten durch populärwissenschaftliche Publikationen; die Berichterstattung in den Medien; die Veröffentlichung sogenannter Leitlinien. Hinzu kommen der Konkurrenzkampf zwischen den Krankenhäusern und innerhalb der Ärzteschaft sowie die Konkurrenz unter Rechtsanwälten, die Patienten und Angehörige zur Klage drängen wollen. Die rechtlichen Kosten werden meist von Rechtsschutzversicherungen bezahlt.

Die Anforderungen an den Arzt und den Patienten steigen stetig.

Zudem gibt es immer mehr normative Vorgaben – das Medizinproduktegesetz, das Transfusionsgesetz, Vorgaben zur Qualitätssicherung etc. –, was zu einer Verrechtlichung der Medizin führt.

Und bei Patienten und Angehörigen herrschen übergroße Erwartungen hinsichtlich der Möglichkeiten der Medizin, die oft zwangsläufig enttäuscht werden. Die Erwartung liegt im medizinischen Fortschritt begründet. Dabei vergisst man schnell, dass es auch einen Krankheitsverlauf namens Schicksal gibt.

FALLBEISPIEL

Der Abteilungsvorstand nimmt sich kein Blatt vor den Mund.
„Ich spreche immer wieder mit meinen Kollegen über die neuen Vorschriften, die uns laufend auferlegt werden. Oft schreibt das Gesetz etwas vor, das wir für unsinnig halten."
„Es kommt zu einer Aufklärungs- und Dokumentationsflut, die eine eingehende Beratung und damit viel Zeit verlangt", sagt sein Kollege aus der Nachbarabteilung. „Ich spüre von meinen Patienten und den Angehörigen Misstrauen. Was hilft mir da noch das Recht, wenn es mir die Freiheit nimmt, mich mit meinen Patienten richtig auseinanderzusetzen."
Der Patient ist mehr potenzieller Kläger als Kranker.
Ein Kollege berichtet in der Mittagspause von einem Fall. Der Sohn einer Patientin kam völlig aufgewühlt zu ihm:
„Dürfen Sie das überhaupt, meiner Mutter einfach so ein starkes Schmerzmittel geben? Ich verlange eine andere Behandlung!"
Der Arzt muss sich plötzlich rechtfertigen. „Wir behandeln Ihre Mutter nach den gängigen Standards und wissenschaftlichen Erkenntnissen. Ich mache, was vorgeschrieben ist und Ihrer Mutter hilft."
„Für was haben Sie eigentlich sechs Jahre studiert?"
Der Arzt erzählt weiter und erntet Kopfschütteln.
Bei der nächsten Morgenkonferenz heißt es: „Die Rahmenbedingungen sind gegen uns" – da sind sich alle einig. „Ändern können wir's eh nicht." Sie gehen zurück zu ihren Patienten.

Lösungsansatz

Aufklärungspflicht ist eine wichtige Errungenschaft. Sie setzt einen reflektierten und kompetenten Patienten voraus. Nur ist die Beziehung zwischen Patient und Arzt häufig von Natur aus asymmetrisch. Der Patient ist durch viele Faktoren emotional enorm belastet, kann manchmal keinen klaren Gedanken mehr fassen. Eine Operation steht bevor. Soll er einwilligen? Was wären die Alternativen? Wird es jemals wieder so sein wie zuvor? Was, wenn Probleme nach der Operation auftauchen? Fragen über Fragen. Extreme Entscheidungen.

Aufklärung benötigt Zeit. Diese Zeit muss dem Behandlungsteam zur Verfügung stehen.

Dokumentationsassistenten können entlasten. Sie helfen Ärzten und Pflegepersonal, Zeit zu gewinnen. Auch eine Dokumentation, die sich mit Daten aus den Krankenhausinformationssystemen selbst befüllt, kürzt den langen Weg der Aufklärung ab. So braucht es nur mehr eine kurze Interpretation durch die Pflege oder den Arzt. Ansätze dafür gibt es in den modernen Systemen der Krankenhäuser schon. Sie müssen aber weiter aus- und aufgebaut werden.

In der Geriatrie wird derzeit an einem System gearbeitet, das bei älteren Patienten mittels einfacher Tests eine Risikoerfassung ermöglicht. Es soll auch ein Therapie-Monitoring-System eingeführt werden, das den Weg zum Therapieziel laufend darstellen kann und einen Vergleich mit anderen Spitälern ermöglicht. So kann man von den Besten lernen.

Arbeitsprozesse müssen den Richtlinien und gesetzlichen Rahmenbedingungen gerecht werden, das ist allen Beteiligten klar. Der Ansatz muss aber auch umgekehrt denkbar sein. Nur Effizienz und Effektivität in den klinischen Prozessen einzufordern, führt in vielen sehr gut optimierten Einheiten zu Frustration. Weil man immer mehr will.

Um dem entgegenzuwirken, bietet sich das Melden von Beinahe-Ereignissen an. Diese zeigen Probleme, die nicht oder gerade nicht aufgetreten sind.

Zusätzlich braucht es interdisziplinäre Morbiditäts-Mortalitäts-Konferenzen, kurz MoMo, wie sie zunehmend in den Krankenhäusern eingesetzt werden. In diesen Meetings werden besonders komplexe Fälle in einem interdisziplinären Ärzteteam besprochen und analysiert. So kann das gesamte Team aus einem speziellen Krankheitsverlauf weiterlernen. Das ist *learning by doing* und Gruppendynamik. Erstaunlicherweise hilft reden immer noch am besten, um Unklarheiten zu beseitigen.

PROBLEM: DIE SCHEUKLAPPEN DER DOKUMENTATION

Der Wahn, alles in der Medizin zu dokumentieren, führt weg von den Patienten. Er reduziert die Beziehungsarbeit und fördert die Überverwaltung, aus lauter Angst vor den Leitlinien und dem Richter.

Die Pflegedokumentation ist die genaueste Dokumentation, die in den Krankenhäusern durchgeführt wird. Meistens liest man sie aber nur, wenn man ein Gutachten macht. Der Fokus sollte wieder auf der Zuwendungsmedizin liegen. Um von der Dokumentationsmedizin wegzukommen. Das eine ist Wohl, das andere ist Wahn.

FALLBEISPIEL

Ein Patient hat Schmerzen nach einer Operation.

„Auf einer Skala von 0 bis 10 – wie schlimm ist es?", fragt die Pflegekraft.

Der Patient sieht die Skala und zeigt zwischen acht und zehn.

„Aha", sagt die Pflegekraft, notiert, dass der Patient den ganzen Tag über starke Schmerzen (8 bis 10) habe. Ein junger Arzt wird verständigt, der daraus keine Konsequenzen ableitet. Der Wert wird archiviert, nicht analysiert. Die Therapie ändert sich nicht, bleibt gleich.

Ein anderer, erfahrener Kollege reagiert, verschreibt dem Patienten ein Schmerzmittel und erklärt dem jungen Kollegen, dass die Dokumentation dafür da ist, um therapeutische Konsequenzen hervorzurufen, nicht um zu dokumentieren nur der Dokumentationspflicht wegen. Wichtig ist: Man darf den klinischen Blick nicht verlieren, sowohl für den Schmerz, aber auch grundsätzlich. Schmerz macht Stress. Immer.

Er erzählt dem jungen Kollegen: In der Anästhesie konnten wir früher nur mit klinischem Blick die Situation erfassen. Wir mussten WTR schreiben, das heißt Warm-Trocken-Rosig. Sprich, wir mussten den Patienten beobachten, ob sie oder er gestresst ist, schwitzt, wie die Haut wirkt.

Wir konnten noch nicht alles messen, aber wir haben den Patienten im Blick gehabt. Dieser Blick fehlt heute vielen, weil Unmengen an Datenmaterial dokumen-

tiert wird und der diagnostische Blick kaum mehr vorhanden ist. Das klinische Auge ist blind.
Der junge Arzt zuckt die Schultern und gibt weitere Parameter ein. Bald endet sein Dienst.

Lösungsansatz
Ärzte sollen auf den klinischen Blick achten, das Offensichtliche in den Vordergrund stellen und die Dokumentation als positive Hilfestellung zur Kenntnis nehmen. Dokumentieren ist keine Berufung. Um Parameter einzugeben, haben wir bald Roboter, gespeist mit künstlicher Intelligenz, die diese Arbeit millionenmal schneller abgleichen als jeder Arzt.

Die Digitalisierung, in richtiger Dosis angewandt, kann eine Hilfestellung in der Qualitätskontrolle und in der Risikominimierung sein. Digitalisierung ohne intelligente Verknüpfung zur Humanität ist der technische Tod des Roboters. Medizin 4.0 braucht den Menschen.

KAPITEL ZWEI

DER KRANKE PATIENT

Die Beziehung zwischen Arzt und Patient steckt in der Krise. Es wird Zeit, die beiden auf die Couch der Paartherapie zu legen. „Er hat doch gar keinen Respekt mehr vor mir. Schätzt weder meine Erfahrung noch mein Wissen. Und wenn ich doch etwas tue, ist es falsch", klagt der Arzt.

„Ach, der soll gefälligst für mich sorgen. Immerhin kriegt er von mir das Geld zum Überleben. Da erwarte ich entsprechende Behandlung. Und mehr Zeit. Nie nimmt er sich meiner Wehwehchen an. Immer will er mich woanders hinschicken. Die Technik wird es schon wissen", sagt der Patient und schnäuzt sich.

PROBLEM: DAS RECHT FÜR DEN PATIENTEN

Justitia ist die Göttin der Gerechtigkeit. Ihr Symbol ist die Waage. Es braucht Ausgeglichenheit und keine Angst vor Prozessen. Ärzte mögen es nicht, wenn jemand Kunstfehler schreit und mit dem eingegipsten Arm und dem Anwalt daherkommt.

Mit der Stärkung der Patientenrechte sind die Befürchtungen einer Verrechtlichung der Medizin lauter geworden. Das Abgleiten der Ärzteschaft in eine Defensivmedizin ist durchaus begründet. Der Schutz der Patientenrechte stellt sich heute als eines der zentralen gesellschaftlichen Anliegen auf dem Gebiet des Gesundheitswesens dar. Es besteht einerseits die Hoffnung, dass durch den Abbau des Informationsgefälles zwischen Arzt und Patient deren besonderes Vertrauensverhältnis auf ein neues, zeitgemäßes Fundament gestellt wird. Andererseits befürchtet man, dass die Verrechtlichung der Medizin mittlerweile zu weit geht und sich das Gesundheitswesen auf dem unheilvollen Weg in eine defensive Medizin befindet. Aus Furcht vor Konsequenzen.

In Österreich war es bis zum Inkrafttreten des österreichischen Krankenanstaltengesetzes 1957 verboten, Patienten während der Behandlung Einsicht in den eigenen Krankenakt zu gewähren. Diese Einsicht war auch weiterhin kein automatisches Recht. 1993 wurden in Österreich erstmals in einer Novelle des Krankenanstaltengesetzes die Patientenrechte formuliert und 1999 eine „Vereinbarung zur Sicherstellung der Patientenrechte (Patientencharta)“ zwischen den Ländern und dem Bund geschlossen. In allen Bundesländern hat man in der Folge Patientenanwaltschaften eingerichtet.

Diese Vereinbarung zur Sicherstellung der Patientenrechte bestimmt, dass Patienten das Recht auf Behandlung und Pflege haben – ohne Unterschied des Alters, des Geschlechts oder sonstiger Merkmale. Sie müssen nach dem jeweiligen Stand der Wissenschaften und anerkannten Methoden behandelt werden. Das Recht auf Achtung der Würde und Integrität; das Recht auf Selbstbestimmung und Information muss eingehalten werden. Dies umfasst die Aufklärung über mögliche Diagnose- und Behandlungsmöglichkeiten sowie deren Risiken und Folgen, die Aufklärung über ihren Gesundheitszustand, die erforderliche Mitwirkung bei der Behandlung, die therapieunterstützende Lebensführung. Patienten dürfen nur mit ihrer Zustimmung behandelt werden und sie haben das Recht, in die über sie geführten Dokumentationen Einsicht zu nehmen. Das Recht auf Dokumentation besagt, dass die Dokumentation der diagnostischen, therapeutischen und pflegerischen Maßnahmen sicherzustellen ist (Charta 1999).

In einer traditionellen Arzt-Patient-Dyade stand das uneingeschränkte Recht aufseiten des Arztes. Eine bisweilen einseitige Zweierbeziehung nach dem Motto: „Wer ist hier der Arzt: Sie oder ich?“ Er konnte dem Patienten Anordnungen erteilen, die der Patient verpflichtend zu befolgen hatte.

Heute scheint das umgekehrt zu sein: Viele Rechte von Patienten treffen auf viele Verpflichtungen von Ärzten, was nicht selten zu einer

Umkehr der Asymmetrie von Pflichten und Rechten von Arzt und Patient geführt hat. Sprich, der Patient hat das Sagen. Er hat vielleicht auch den Anwalt auf Kurzwahl in seinem Handy. Beim kleinsten Verdacht auf Fahrlässigkeit kommt der rechtliche Pitbull ins Spiel und droht mit Klage und unschönen Meldungen in der Presse.

Behandler und Patient haben aufgrund des Behandlungsvertrags die Verpflichtung, einvernehmlich zusammenzuarbeiten. Im Rahmen der Mitwirkungspflicht obliegt es dem Patienten, seinem Arzt alle Umstände, die für die Diagnose und Therapie von Bedeutung sein können, offenzulegen. Daraus ergibt sich eine Mitverantwortungspflicht.

Der Patient hat auch eine Schadenminderungspflicht, etwa gegenüber der Krankenversicherung: Es muss alles unternommen werden, damit kein Schaden eintritt.

Verstößt ein Patient gegen die Mitwirkungs- und Mitverantwortungspflicht, kann in schweren Fällen der Behandlungsvertrag zwischen ihm und dem Arzt gekündigt werden, etwa bei Meinungsverschiedenheiten bezüglich der Medikation, Bedrohungen und Beleidigungen, dauernden Störungen und Belästigungen oder Rechtsstreitigkeiten.

Kurzum, wenn man Rechte der Patienten stärkt, wachsen gleichzeitig deren Verpflichtungen. Das wurde in der Diskussion um die Stärkung der Patientenrechte übersehen oder nicht beachtet.

Deshalb sollte der Patient auch das Kleingedruckte lesen, wenn er schon mit Paragrafen droht, als führe er ein Flammenschwert durch die Dunkelheit.

FALLBEISPIEL

Erna D., eine 48-jährige Patientin, wurde am Dickdarm operiert. Nach der Operation betrachtet sie ihre Wunde und das Stuhlsackerl, das sie bis zur Rückoperation in einigen Monaten tragen muss.

Sie beklagt sich: „Wenn ich das gewusst hätte, hätte ich mich nie operieren lassen.“ Neben ihr liegt der korrekt ausgefüllte Aufklärungsbogen, den der behandelnde Arzt vor dem Eingriff Schritt für Schritt mit ihr durchgegangen ist. „Sie werden noch von mir hören."

Lösungsansatz

Patientenverpflichtungen sind eine Schwachstelle im Beziehungsgefüge zwischen Arzt und Patient, da sie in der Regel Obliegenheiten sind, die zwar auf wichtigen ethischen Grundhaltungen beruhen, aber nicht oder kaum kontrollierbar oder gar einklagbar sind. Oft gehen sie kaum über Benimmregeln hinaus.

Das Ungleichgewicht zwischen Patientenrechten und -pflichten offenbart sich in einer Schweizer Broschüre (gibt es in Österreich nicht) für Patienten: Auf fünfzehn Seiten werden die Rechte von Patienten angeführt und auf nur einer Seite wird über Mitwirkungs-, Mitverantwortungs- und Schadensminderungspflicht des Patienten informiert.

In Österreich sind Patienten so gut wie gar nicht darüber informiert, dass sie mit dem Arztbesuch und dem Ersuchen um eine Diagnose und therapeutische Hilfestellung einen *Behandlungsvertrag* eingehen. Eine Vereinbarung, die ihnen nicht nur Rechte zugesteht, sondern auch Verpflichtungen auferlegt. Aber: Vertrauen ist keine Rechtssache. Und Gesundheit nicht einklagbar.

PROBLEM: FEHLENDE ZEIT FÜR PATIENTEN

In den Kassen-Ordinationen geht es zu wie am Fließband. Durchschnittlich fünf Minuten hat ein Arzt in Österreich für einen Patienten, das ist nicht viel. In dieser Zeit muss der Patient durchgecheckt und analysiert werden. Für persönliche Gespräche, die „sprechende Medizin", bleibt keine Zeit. Patienten abzuweisen, schickt sich nicht und liegt auch nicht im Sinn des Erfinders. Der Arzt führt schließlich einen Kleinbetrieb, er muss wirtschaftlich denken und ständig neue Auflagen erfüllen. Etwa dass in der Ordination eine Klimaanlage vorhanden sein muss oder gewisse Hygienevorschriften zu beachten sind. Vorschriften, Kosten, Nebenkosten und und und.

In einem Vergleich mit 67 Ländern, wie lange Ärzte im Schnitt für ihre Patienten Zeit haben, landet Österreich auf Platz 52. Dahinter rangieren Staaten wie Afghanistan, Malawi oder Bangladesch, dort liegt der Patientenkontakt bei 48 Sekunden. In der Schweiz sind es 17,5, in Deutschland 7,5 Minuten. Am meisten Zeit nehmen sich die Schweden mit 22,5 Minuten.

Durch das Wegrationalisieren der Zeit für die Zuwendung zum kranken Menschen treibt man der Medizin die Seele aus. Die Medizin ist keine reine Naturwissenschaft und kein Industriesektor. Durch die Industrialisierung der Medizin hat man aber versucht, sie dazu zu machen. So stehen wir vor der jetzigen Form der „Gesundheitsindustrie". Sie ist dem Kranken eine humanistische, soziale und ökonomische Antwort schuldig. Ärzte werden in das System der Krankenkassen gezwungen, das sie ihrer ursprünglichen Aufgabe beraubt und daran hindert, für ihre Patienten da zu sein. Der ökonomische Erfolg wird über den Therapieerfolg gestellt. Warum? Auf der einen Seite bringt das System der Gebietskrankenkassen Vorteile für Arzt und Patient. Die Bezahlung wird automatisch durchgeführt, ohne das Zutun der beiden. Pro Patient gibt es ein festgelegtes Honorar. Auf der anderen Seite kommt es zu langen Wartezeiten, aber auch zu weniger Zeit am Arztstuhl.

Wenn der Arzt ein höheres Einkommen erzielen möchte, kann er das leicht erreichen. Mehr Patienten in kürzerer Zeit ist gleich höheres Honorar. Weder am Anfang noch am Ende der Behandlung sieht dieser Weg vor, mit dem Patienten oder dem sozialen Umfeld zu kommunizieren. Reden kommt in dieser Rechnung nicht vor. Natürlich gibt es Ausnahmen in den Fachkreisen. Sie sollen als Vorbild dienen.

Medizin darf man nicht auf Prozessqualität reduzieren. Medizin sollte das Verwirklichen von Beziehungsqualität sein. Pure Heilkunst statt reine Dienstleistung.

Ein echtes Zuhören ist in einem System des Durchschleusens so gut wie gar nicht möglich und macht eine Begegnung unwirklich. Durch die Checklisten-Rationalität kommt es zu einer verhängnisvollen Überregulierung und zu Überbürokratisierung.

Denn jede Behandlung ist anders, weil jeder Mensch anders ist, ebenso wie jede Situation, in der er den Arzt besucht. Es gilt, Zusammenhänge zu erfassen, die nicht restlos in Algorithmen und Leitlinien abgebildet werden. Daher sind situationsunabhängige, festgelegte Vorschriften nicht mit ärztlicher Professionalität vereinbar.

Die Bürokratisierung lässt Urteilskraft, Erfahrung, ärztliches Gespräch und Problemlösungskompetenz nicht zu. Stattdessen wird das Tun auf technische Ausführungskompetenz verkleinert. Wenn die Zeit wegrationalisiert wird, wird die Medizin unmenschlich, ineffektiv, ineffizient und vor allem: teuer.

FALLBEISPIEL

Die 50-jährige Helga F. geht zum Hausarzt. Sie hat Wirbelsäulenbeschwerden, ein schmerzvolles Ziehen im Bereich Hals/Schulter, seit einer Woche zunehmend. Die fünf Minuten Konsultation lenken den Verdacht auf ein Zervikalsyndrom, das ist eine Beeinträchtigung des Bewegungsapparats. Der Hausarzt entscheidet: Es braucht eine lokale Schmerztherapie und die Verordnung sogenannter nichtsteroidaler Antirheumatika.

Die Beschwerden werden nach einem Monat nicht besser. Helga F. bekommt eine Überweisung zum MRT und die Ärzte dort verschreiben neue Medikamen-

te. Nachdem sich die Symptome trotzdem keine Spur gebessert haben, wird die Patientin in die Schmerzambulanz geschickt. Dort ist Frau Helga bekannt: als Mutter einer Tochter, die vor eineinhalb Monaten im Krankenhaus verstorben ist, mit fünfundzwanzig Jahren an Krebs im Unterleib. Die Tochter war am Ende ihrer Lebensphase intensiv betreut worden, mit der Mutter hatten die Ärzte viele Gespräche geführt. Für sie war es ein schmerzlicher, fast nicht zu bewältigender Verlust. Es hat ihr gleichsam das Herz herausgerissen und den Lebensmut genommen. Nebenbei auch die Haltung beschädigt.
Die Ursache der Halswirbelsäulenbeschwerden war der Tod der Tochter. Helga F. konnte die Last des Verlustes nicht ertragen. Durch das Ansprechen des Todes, das Aufarbeiten der Tragödie und in der Hilfestellung der Trauerarbeit verschwanden auch ihre Wirbelsäulenbeschwerden. Ohne Medikamente.

Lösungsansatz

Es braucht die „sprechende Medizin als Medikament“. Konkret bedeutet das die Errichtung von Primärversorgungszentren und Erstversorgungsambulanzen, die zur bundesweiten Entlastung der bestehenden Praxen und Krankenhäuser führen sollen. Die Masse der Patienten soll sich aufteilen. Mehr Patienteneinrichtungen führen zu glücklichen, redseligen Patienten, die endlich wieder Gehör finden.

Ein weiterer Schritt ist eine bessere Kooperation innerhalb der Teams. Effizientes und effektives Zusammenarbeiten schaufelt Zeit frei. Dafür braucht es Kommunikation. Nicht nur zwischen den Ärzten, sondern auch mit dem Pflegepersonal. Immerhin nimmt dieses sich nachweislich die meiste Zeit für seine Patienten. Künftig soll das wieder für die Ärzte zutreffen. Kurz: Es braucht eine funktionierende Team-Patienten-Beziehung.

Nur so kann man auf Patientenwünsche und -bedürfnisse eingehen. Das steigert die Qualität der Behandlung immens. Bei der Diagnostik passieren weniger Fehler, die Therapie kann optimal angewandt werden, Rückfälle sind geringer. Die Infusion von Zeit in das Gesundheitssystem löscht die Zeitdürre. Ein Fluss im System verbessert und beschleunigt die Abläufe und bringt sogar dem Gesundheitssystem eine ertragreiche Ernte.

Es braucht Kooperationsmodelle wie beispielsweise im Alterstrauma-Zentrum am Klinikum Klagenfurt. Zur Optimierung von Prozessen wurde ein strukturierter, multiprofessioneller und interdisziplinärer Behandlungsansatz erarbeitet.

Das Team setzt stark auf Kommunikation. Es besteht aus Traumatologen, Anästhesisten, Geriatern und natürlich Mitarbeitern aus der Pflege, Physiotherapie, Ergotherapie, Logopädie, Psychologie und Diätologie. Und das funktioniert prächtig.

PROBLEM: DIE NEUE ARZT-PATIENTEN-BEZIEHUNG

Die klassische Rollenverteilung in der Ordination gibt es nicht mehr. Früher ist der uninformierte, hilfesuchende Patient zu einem sachlich neutralen Experten, dem Arzt, gekommen. Heute glaubt der Patient durch Dr. Google & Co. über seine Wehwehchen Bescheid zu wissen, bevor ihn der Arzt untersucht hat. Dadurch stellt er auch die Kompetenz des Arztes infrage. Die Erwartungshaltung hat sich wesentlich geändert, ebenso die Rechte und die Autonomie der Patienten. Der größte Einfluss kommt durch Medien und Internet. Die Menschen wissen, dass wir heute länger leben, dass es mehr Krankheiten gibt, aber auch mehr Heil- und Behandlungsmöglichkeiten. Die Patienten gehen dadurch selbstbewusster und fordernder in die Praxis. Das macht ein optimales Handeln für den Arzt noch schwieriger.

Natürlich wirkt sich das alles auf die Arzt-Patienten Beziehung aus. Es hat zu einer bedingten Auflösung des klassischen Modells, des paternalistischen Beziehungsgefüges zwischen Arzt und Patient, geführt. Und es kommt zu einer zunehmenden Formalisierung und Ökonomisierung des Verhältnisses zwischen Arzt und Patient.

FALLBEISPIEL

Es gibt vier mögliche Formen, wie Arzt und Patient miteinander umgehen.

Beim paternalistischen Modell entscheidet der Arzt:

„Manfred, ich werde Ihnen ein paar Medikamente verschreiben, die nehmen Sie für zwei Wochen. Dann muss es Ihnen wieder besser gehen."

Beim informativen Modell bietet der Arzt mehrere Optionen an:

„Manfred, in Ihrem Fall haben Sie folgende Möglichkeiten. Ich kann Ihnen Medikamente verschreiben, die Ihren Appetit verringern. Dadurch werden Sie abnehmen. Manche meiner Patienten lassen sich auch ihren Magen verkleinern. Ideal wäre ein Fitnessplan mit einem Coach, der mit Ihnen trainiert und kocht. Wenn Sie keine Möglichkeit finden, Ihr Gewicht zu reduzieren, werden Ihre Knochen und Organe aber bald nachgeben."

Gehört der Arzt dem beratenden Modell an, ist er mehr Freund als Gott in Weiß:

„Manfred, ich bitte dich, du musst mehr Sport machen. Deine Frau macht sich auch schon Sorgen um dich. Ich weiß, sie kocht so gut, aber die ganzen Kalorien müssen irgendwann verbrannt werden. Natürlich kann ich dir wieder Tabletten verschreiben, aber die sind auch nicht gesund. Und eine OP wirst du nicht wollen. Ich kenne einen guten Fitnesstrainer, der soll dir ein paar Aktivitäten zusammenschreiben und Übungen für zu Hause zeigen."

Beim interpretativen Beziehungsmodell fragt der Arzt, was der Patient an Wünschen und Sorgen hat.

„Manfred, wie geht es Ihnen? Haben Sie schon einmal über Ihr Körpergewicht nachgedacht? Möchten Sie gerne abnehmen?"

„Naja, ich esse schon sehr gerne. Und Rita kocht halt so gut. Aber ein paar Kilo könnte man schon streichen."

„Ich würde einen Trainer empfehlen. Der wohnt sogar bei Ihnen im Ort. Darf ich Ihnen seinen Kontakt geben?"

„Ja, gerne."

Lösungsansatz

Wenn beide, Arzt und Patient, ihre Beziehung zufriedenstellend leben wollen, muss das Verhältnis zueinander ausgewogen sein. Man kann das mit dem Bild einer Wippschaukel veranschaulichen: Wenn sich beide auf der Schaukel befinden und der Arzt ist oben, erhebt er sich über den Patienten, wer ist dann der Stärkere? Der Patient unten. Wenn er beschließt, aus der Beziehung auszusteigen, dann fällt der Arzt von oben herunter, ohne dass er etwas dagegen tun kann. Befindet sich dagegen der Patient oben, indem er sich über den Arzt erhebt, dann fällt er herunter, wenn der Arzt die Behandlung aufkündigt. Es braucht also immer zwei, die das Gleichgewicht halten.

PROBLEM: MEDIZIN AUF WUNSCH. DIE LEBER AUS DEM DRUCKER.

Schon seit jeher hat sich die Menschheit Gedanken um eine Steigerung ihrer Fähigkeiten gemacht. Sei es, um individuelle Defizite gegenüber einem subjektiven Normbild auszugleichen, ein klassisches Beispiel wäre eine Nasenkorrektur, sei es, um wissenschaftlich und technisch durch Fortentwicklung bekannter Prozesse neue Erkenntnisse zu gewinnen. In Wahrheit geht es um drei Adjektive: schöner, schneller, besser.

Dafür gibt es sogar einen technischen Überbegriff. *Enhancement.*

Im Medizinrecht ist dieser Begriff noch nicht genau definiert, man spricht gern von „wunscherfüllender Medizin" oder „Wunschmedizin". In der sozialwissenschaftlichen und ethisch-philosophischen Literatur werden die Fragen in Sachen *Enhancement* ausgiebig diskutiert.

Auch in vielen medizinischen Bereichen ist die Debatte in Gang gekommen, so etwa über den Einsatz von Psychopharmaka bei Gesunden. Die Möglichkeiten des zweckentfremdeten Einsatzes von Arzneimitteln werden mehr und mehr zu einem gesellschaftlichen Problem. Längst ist es nicht mehr ungewöhnlich, dass Schüler und Studenten vor wichtigen Prüfungen auf Arzneimittel zurückgreifen, die als Nebeneffekt bei Gesunden eine höhere Konzentrations- und Leistungsfähigkeit bei den Prüfungen erwarten lassen. Der ungehemmte Umgang mit Pillen, die aufputschen, und die damit erhoffte Steigerung der Leistungsfähigkeit sind bei Jugendlichen in. High sein ist cool.

Die erstaunlichste Entwicklung nimmt diese Wünsch-dir-was-Medizin im Bereich der Organe. Bald werden Organe nur noch gezüchtet. Aus Stammzellen, auf einem Chip nachgebaut. Noch ist man von der Konstruktion eines voll funktionstüchtigen Herzens weit entfernt. Die Arbeiten mit künstlich reprogrammierten Stammzellen laufen aber so gut, dass die Transplantationsmediziner die ersten regenerativen Produkte in zehn bis fünfzehn Jahren kommen sehen, dann schon im klinischen Einsatz.

Oder wir werden mit Elektrospinning ein hauchdünnes Vlies aus Polymerfasern herstellen und dabei bestimmte Proteine ins Gewebe miteinweben. Derart ausgestattet und dem Patienten eingesetzt, lockt das Trägersubstrat die körpereigenen Stammzellen an und hält sie fest. Andere Forscher wollen künftig Körpergewebe und irgendwann auch ganze Organe einfach ausdrucken. Die Niere aus dem 3D-Drucker. Dazu eine Leber – Organe im Kombiangebot? Kann Leben retten, für die, die zahlen.

Enhancement steht für flächendeckende Optimierung. Unbegrenzte Verbesserung im kognitiven Leistungsbereich, Veränderung des genetischen Codes, Klonen auf Wunsch. Es geht um Implantate von leistungssteigernden Bioprothesen. Es geht um Implantation von Hirn-Maschinen-Schnittstellen zur Erweiterung der Gehirnkapazität.

Möglich wird das alles bald sein. Die Frage, ob es ethisch oder rechtlich in Ordnung ist, wird uns ständig begleiten.

Die Frage für die Medizin wird sein, wie wir uns auf diese neue Herausforderung einstellen. Denn irgendjemand wird damit anfangen, oder hat es schon getan, wie wir von den ersten Eingriffen in den genetischen Code des Menschen in China wissen.

Beim Patienten führt dieses Denken dazu, dass er sich gerne mit einem Auto in der Werkstatt vergleicht. Ist beim Auto eine Zündkerze kaputt, wird sie einfach ausgetauscht. Der Mechaniker öffnet die Motorhaube, wechselt das defekte Teil aus und macht wieder zu. Das Auto fährt wieder ohne Probleme. Beim Menschen ist das nicht so einfach, auch wenn sich viele das so vorstellen. Die Patienten kommen zum Arzt und wollen eine schnelle Diagnose eines separierten Symptoms und eine ebenso rasche Behandlung. Zack-zack und gemma. Gegen Kopfweh gibt es eine Schmerztablette. Bei Fieber ist schnell ein Aspirin geschluckt. Bei einer kaputten Leber gibt es eine diskrete Transplantation. Bei Fettleibigkeit wird halt ein bisschen was abgesaugt. *Voilà*. Die Ursachen bleiben unbeachtet.

FALLBEISPIEL

Harald B. hat mit 49 Jahren einen kaputten Körper. Er hat eine Leberzirrhose, dazu Herzschwäche, Osteoporose und ein Hüftleiden. Seit zehn Jahren ist er schwerer Alkoholiker. Seine Frau hat ihn verlassen, weil der Griff zum Glas und der Kontrollverlust in fünfzehn Ehejahren zum Dauerthema entglitten. In seinem Rausch war Harald B. unberechenbar. Er verdrehte Tatsachen, kam in Aufruhr, wenn seine Frau die Sauferei kritisierte. Manchmal flogen Teller oder Gläser. Seit er allein in einer Garçonnière lebt, gibt es jeden Tag eine Flasche Wein und ein paar Bier zum Aufstehen. Anders geht es nicht.

Jetzt steht er im Krankenhaus mit geröteten Augen und saurem Atem.

„Dann gibt es halt eine neue Leber", sagt Harald B. zum Arzt.

„Das macht nur Sinn, wenn sie mit dem Trinken aufhören", erwidert der Arzt.

„Nehmen Sie mir doch nicht die einzige Freude im Leben, Herr Doktor."

„Mit einer kaputten Leber werden Sie noch weniger Freude haben."

Dass sein Organ nicht wie bei einem Autoteil einfach ausgetauscht werden kann, versteht der Mann nicht.

Es warten einige andere Patienten auf der Transplantationsliste. Die Entscheidung, wer eine Leber bekommt, wird durch ein Transplantationsboard gefällt. Harald B. bekommt keine. Er geht zum Supermarkt und kauft eine Flasche Inländer Rum, um die schlechte Nachricht zu verarbeiten.

Lösungsansatz

Medizin auf Wunsch betrifft nicht nur die ästhetische Chirurgie oder das *Enhancement* als Zukunftsvision. Tagtäglich ist unser Medizinsystem mit diesem Thema konfrontiert. Diagnostik und Therapie müssen aber immer ein Ziel verfolgen: Es muss dem Menschen nützen und einen Beitrag zur Lebensqualität liefern.

Wenn sich keine Prognoseverbesserung erzielen lässt, kann ein Eingriff sogar schädlich sein. Das muss der Arzt bei seinen Entscheidungen immer mitberücksichtigen.

Aber auch die Patienten müssen erkennen, dass ihr Dasein im Ganzen zu sehen ist. Körper, Geist und Seele gehören zusammen. Wenn eines der drei Zahnrädchen nicht funktioniert, wirkt sich das auf die anderen beiden Teile aus. Das heißt, die Reparatur funktioniert nicht wie bei einem Auto. Sie ist abhängig vom gesamten Leben eines Menschen. Und eben vom Lebensstil.

Der Patient ist selbstverantwortlich.

PROBLEM: BOTOX STATT GESUNDHEIT

Außen hui, innen – wurscht. Der Schönheitswahn ist tief in unserem System verankert. Der gesellschaftliche Status im Alter wird daran gemessen, wie man wirkt. Vital oder verwelkt.

Alle wollen jung, hübsch und dynamisch bleiben. Oder zumindest nach außen hin so aussehen. Dafür legen sich die Menschen unters Messer, lassen sich Plastik und Nervengifte unter die Haut spritzen. Das Problem: Die Fassade des Körpers sieht jung aus, doch das Innere bleibt auf der Strecke.

Es wird definitiv mehr Geld in die Schönheitschirurgie investiert als in die Gesundheit. Schnell die Anti-Aging-Kur buchen, statt auf die Mobilität im Alter achten. Das denkt sich der Patient und auch das Gesundheitssystem ist nicht daran interessiert, Gesamtkonzepte für ein solides Altern zu entwickeln, weil das kein Geld bringt. Optische Prävention macht mehr Umsatz als Förderung der Gesundheit. Es geht darum, was verkauft wird. Und das sind Schönheitsoperationen in Privatkliniken oder Vitamine und Spurenelemente gegen Alterserscheinungen plus Nahrungsergänzungsmittel, die Wunder suggerieren. Jungmacher im Nu.

Der Wahn der Schönheit beginnt mittlerweile immer früher. Die Durchführung von Beauty-OPs, insbesondere bei Jugendlichen, ist stark steigend. Von den medizinisch-wissenschaftlichen Fachgesellschaften wie etwa der Deutschen Gesellschaft für Plastische und Wiederherstellungschirurgie e.V. wird der zunehmende Schönheitskult mittlerweile als ein Massenphänomen bezeichnet, bei dem der Wunsch nach einem neuen Busen zur Matura keine Ausnahme mehr ist. Oder zum Abitur, wie's in Deutschland heißt. Dort etwa hat sich die Zahl der Schönheitsoperationen in den vergangenen Jahren versechsfacht. 660.000 Eingriffe pro Jahr. Jeder vierte Patient ist zwischen 15 und 25 Jahre alt.

Die Frage ist: Wo soll das hinführen? Mit 65 Jahren bestehen die Menschen nur noch aus Plastik. Aber der Alterungsprozess kann im Gehirn – vorerst– nicht aufgehalten werden. Alter hat zwei Gesichter.

Einerseits ist der gereifte Mensch stolz auf seine Erfahrungen, andererseits will er alles hinter einem faltenfreien Gesicht verstecken. Aber was bringt das? Der menschliche Körper, die Organe altern unaufhaltsam. Herz, Niere, Lunge und Gehirn haben keinen plastischen Chirurgen.

FALLBEISPIEL

Gerlinde E. ist 66 Jahre und hat sich bereits dreiundzwanzig Mal unters Messer gelegt, um ihre Schönheit im höheren Alter zu erhalten. Ein paar Fettabsaugungen bei Schenkel und Bauch. Das Fett spritzte ihr der Chirurg wiederum in die Hände, damit sie nicht zu faltig und eingefallen aussehen. Die Fältchen im Gesicht sind elegant nach hinten gezogen, die Augenlider gestrafft. Alle paar Wochen besucht sie ihren Beauty Doc des Vertrauens, um sich diskret ein bisschen Botox nachspritzen zu lassen. Das Lachen fällt den prallen Lippen schwer, dafür gibt es keine Runzeln.

Gerlinde leidet allerdings unter ihrer eingeschränkten Mobilität. In jungen Jahren hatte sie sich beim Jetskifahren verletzt, die Sehne im Fuß war gerissen. Bis heute ist die Verletzung nicht richtig verheilt und macht sich immer intensiver bemerkbar. Teilweise humpelt die Dame in die Ordination.

„Wenn ich schon wie Quasimodo daherkomme, möchte ich zumindest die Schönheit von Esmeralda behalten", sagt sie zu ihrem Doktor, der verständnisvoll nickt und eine neue Botox-Spritze aufzieht.

Lösungsansatz

Es braucht ein Umdenken in der Gesellschaft. Körper, Geist und Seele sind nicht zu trennen. Sie bilden eine Einheit. Ohne Gesundheit keine Schönheit. Vielmehr muss es zu einer Reflexion der inneren Werte kommen. Jeder Mensch kann in sich hineinhören und darüber nachdenken, was ihm da zugeflüstert wird.

Wenn man sich äußerlich verschönert, hat das nichts mit innerlichem Veredeln zu tun. Die Menschen müssen sich wieder dorthin bewegen und bewusst werden, dass der glatt operierte, gestraffte Körper kein ewiges Leben beinhaltet, sondern sehr wohl versagen wird, weil es zum Zerfall kommt. Wenn das Leben also dem Ende zugeht, wenn die letzte Klappe fällt, wenn die Seele leer ist und der Geist nicht mehr vorhanden, weil man nicht daran gearbeitet hat, dann kann man sich auch nicht mehr inszenieren. Man zerfällt vielleicht sogar, ohne Spuren hinterlassen zu haben.

Natürlich hat das auch mit der Eigenverantwortung jedes Menschen, Patient oder nicht, zu tun. Es mag für manche pathetisch klingen, aber: Wäre es nicht wichtig, dass sich das kollektive Bewusstsein zivilisiert? Dass die inneren Werte, eine Hinterlassenschaft für die Gesellschaft, wichtiger sind als die materielle Hülle? Man darf darüber ruhig nachdenken, gern auch laut.

PROBLEM: DER MÜNDIGE PATIENT

Über Epochen trafen Ärzte ihre medizinischen Entscheidungen im Interesse und zum bestmöglichen Wohl ihrer Patienten. Ohne deren volle Zustimmung eingeholt zu haben. Diese Art Bevormundung, selbst in gutem Glauben, lässt sich heute nicht mehr durchsetzen. In einer Zeit, in der die Autonomie des Einzelnen immer höher im Kurs steht, ist der Doktor nicht mehr Alleinherrscher über Tun und Therapie.

Heute müssen sich die Ärzte daran gewöhnen, dass nicht nur das Wohl des Patienten (*salus aegroti*), sondern auch der Wille des Kranken (*voluntas aegroti*) zu achten ist. Deshalb gibt es die Aufklärungspflicht. Diese Pflicht hat vor Gericht eine enorme Aufwertung erfahren und damit auch zunehmend forensische Bedeutung erlangt.

Erfahrungen zeigen aber, dass die Aufklärungsgespräche in der ärztlichen Praxis sagen wir einmal so: noch immer nicht optimal ablaufen. Ein Leitsatz ist noch lange kein Grundsatz.

FALLBEISPIEL

„Was heißt, Sie wollen die Therapie nicht machen?"

„Ich möchte meine letzten Monate in Ruhe zu Hause bei meiner Familie verbringen und nicht im Krankenhaus", sagt Irmgard D. zu ihrem Arzt. Sie ist 78 Jahre alt und möchte, dass ihre Wünsche akzeptiert werden.

„Aber die Therapie würde Ihnen sicher noch ein paar Jahre Lebenszeit bringen."

„Was bringen mir die Jahre, wenn ich mit einem Schlauch in der Nase herumlaufen muss?"

Irmgard D. stirbt sieben Monate später. Sie schläft friedlich ein. Es war ihr Wunsch, so zu gehen.

Lösungsansatz

Umdenken ist durch die Justiz nicht zu bewirken, rechtlich kann man nur den Autonomieschutz festlegen. Vielmehr müssen Arzt und Patient gedeihliche Gespräche führen. Es braucht mehr Respekt vor dem Selbstbestimmungsrecht des Patienten.

Die Ärztekammer muss jedem einzelnen Mitglied verdeutlichen, dass es vor allem um ein medizinisch-ethisch begründetes Gebot geht. Und dass der Mediziner gegen sein eigenes Interesse verstoßen würde, wenn er es nicht einhält.

Richtig eingesetzt, bietet es die Chance, die Lebenssituation des Patienten, seine Hoffnungen und Ängste zu erfahren, das notwendige Vertrauen in ihm zu wecken, ihn aber auch vor übermäßigen Erwartungen und späteren Enttäuschungen zu bewahren. Kurzum Verantwortung mit ihm zu teilen. Man kann das Gespräch zwischen Arzt und Patient als Risiko- und Vorsorgediskurs sehen. Mit einer Legitimierungs- und Entlastungsfunktion.

Es ist aber nicht damit getan, den Hilfesuchenden bei Entscheidungen miteinzubinden. Es braucht ab dem Beginn der Behandlung das Recht der Selbstbestimmung des Patienten. Und nicht erst bei einem späteren Haftpflichtprozess.

Gelingt der beiderseitig verantwortlich geführte Dialog, stehen die Parteien einander nicht derart unversöhnlich gegenüber, wie es zuweilen den Anschein hat. Der Heilauftrag des Arztes „Salus aut voluntas suprema lex“, übersetzt: das Wohl/der Wille des Kranken sei oberstes Gesetz, wird nicht zur Streitfrage. Der Auftrag und die Selbstbestimmung des Patienten mit dem Anspruch, selbst über den eigenen Körper zu entscheiden, verbinden sich in einer als Behandlungs- und Entscheidungspartnerschaft verstandenen Beziehung.

Man schätzt sich gegenseitig. Aus Respekt vor dem Leben, dem eigenen oder dem des anderen.

PROBLEM: DER FAKTOR ANGEHÖRIGE

Das sich ändernde Verhältnis zwischen Arzt und Patient schlägt sich auch auf die Angehörigen nieder. Das heißt, der Arzt muss sich nicht nur seinem Patienten gegenüber rechtfertigen, sondern auch vor der Mutter, dem Gatten, der Tochter, dem Bruder. Die gesamte Familie muss mit einer Behandlung *d'accord* sein. Sie muss auch verstehen, warum etwas passiert ist. Ansonsten drohen offene Konflikte oder Disziplinarverfahren.

Durch das ständige Sich-rechtfertigen-Müssen ist es für einen Arzt immer schwieriger, Entscheidungen zu treffen, durchzuführen und nach der Behandlung nicht auf der Anklagebank zu sitzen.

FALLBEISPIEL

Die Patientin Elfriede K., 89, wird mit schwerer Alzheimerdemenz im Endstadium ins Krankenhaus gebracht, weil sie keine Nahrung mehr zu sich nimmt. Die Patientin wiegt 41 Kilo, hat einen Body-Mass-Index von 16, ist also völlig abgemagert. Arme und Beine kann sie wegen Kontrakturen, sprich Gelenksversteifungen, schon längere Zeit nicht mehr bewegen.

Der Ehemann möchte, dass seine Gattin eine PEG-Sonde erhält, eine Ernährungssonde, die über die Bauchhaut in den Magen eingeführt wird. Er ist der gerichtliche Erwachsenenschutzvertreter, früher nannte sich das Sachwalter.

Im Team wird der Fall analysiert und aufgrund des weit fortgeschrittenen Stadiums der Erkrankung, die comfort terminal care (CTC)-Behandlung beschlossen, also eine symptomenorientierte, begleitende Therapie. Für eine PEG-Sonde besteht keine medizinische Notwendigkeit. Dem Gatten wird das in einem gemeinsamen Gespräch mitgeteilt. Er kann die Entscheidung nicht mittragen und sieht nicht ein, dass er kein Recht auf eine Behandlung geltend machen kann. Die Patientin bleibt in der Station und wird vom Team begleitet.

Aufgrund der Gesamtsituation ist eine Entlassung nach Hause oder in ein Pflegeheim nicht möglich. Der Gatte besucht die Patientin täglich, verbringt aber nur wenig Zeit mit ihr, sondern diskutiert laufend mit den vor Ort arbeitenden Ärzten

und Pflegern. Dem Team gegenüber ist er ruppig, forsch, anklagend, sucht nach Fehlern in der Behandlung. Eine psychologische Betreuung lehnt er entrüstet ab, droht mit Patientenanwaltschaft, Medien und Gericht.
„Sie werden noch von mir hören, Sie!“
Die Patientin stirbt zwei Wochen später auf der Station. Im Team wird diskutiert, ob man der Patientin nicht wider besseres Wissen eine PEG- Sonde hätte legen sollen. Es wäre vielleicht der einfachere Weg gewesen, aber der schlechtere, deutlich unangenehmere für die Patientin. Die ethische Dimension wird nochmals besprochen. Die Entscheidung war schwierig. Besonders aufgrund der zermürbenden Wochen mit dem Gatten.
Er entscheidet sich letztlich gegen eine Klage.

Lösungsansatz
Die Zauberworte sind: Autonomie und Verantwortung.

Das heißt: Der Arzt muss selbstbestimmt und nach den eigenen Regeln handeln, autonom im Sinne von Entscheidungs- und Handlungsfreiheit.

Die Verantwortung liegt bei ihm und auch beim Patienten. Der Arzt muss dafür sorgen, dass alles einen möglichst guten Verlauf nimmt. Er hat die Verpflichtung, für etwas Geschehenes einzustehen, Rechenschaft abzulegen.

Die Autonomie kann nur im Beziehungscharakter geschehen. Ein Paradigmenwechsel ist angesagt: Der Mensch darf in seiner Freiheit vom Arzt nicht allein gelassen werden und dennoch ist jedermann auch ein Stück für sich selbst verantwortlich. Ärzte können Leben retten, nicht Schicksale. Eine Therapie ist aber nur sinnvoll, wenn sie ein Therapieziel, eine Prognose hat, eine Verbesserung der Lebensqualität erzielt und dem Patientenwillen folgt. Stur eine Behandlung, wie eben die Sonde in unserem Beispiel, zu verlangen, obwohl das die Lebensqualität der Patientin verringern würde, ist keine Frage, die ein Gericht beschäftigen soll. Das Nein ist eine klare medizinische Antwort, und die muss genügen.

PROBLEM: DIE LIEBE VERWANDTSCHAFT

Langsam fällt es auf: das unangemessene, aggressive Verhalten von Patienten und deren Angehörigen gegenüber den Ärzten. Dazu kommen unrealistische Erwartungshaltungen. Tendenz steigend. Nur weil die e-Card übergeben wird, heißt das nicht, dass alles kostenlos und machbar ist. Könnte das mit der Reizüberflutung medizinischer Themen zu tun haben, mit den übergroßen Erwartungen, die über die Medien an uns herangebracht werden? Mit der zunehmenden Abwehr der Endlichkeit? Mit der Erkenntnis, dass doch nicht alles machbar ist?

Der Arzt kann nur auf Basis seines Wissens und Gewissens handeln. Das aber ist oft nicht mit den Interessen des Patienten und seiner Familie vereinbar.

FALLBEISPIEL

„Wir möchten mit Ihnen über ein schwieriges Thema reden."

Der Sohn des 88-jährigen, schwer kranken Hermann F. wird vom Team und der Stationsärztin behutsam über den nahenden Tod des Vaters informiert.

„Nein."

Er kann das Ableben nicht akzeptieren.

„Ich habe Nein gesagt."

Ein angebotenes Gespräch mit der Abteilungspsychologin und dem Krisendienst lehnt er ab.

„Sie wollen oder können mich anscheinend nicht verstehen."

Vielmehr fordert er weitere Therapien ein, die er im Internet recherchiert hat.

„Sie müssen das machen, hören Sie, Sie müssen."

Er zweifelt die Wirksamkeit der verordneten Antibiotikatherapie an, möchte einen Therapiewechsel und am besten eine Überstellung des Patienten in die Intensivstation.

„Dort gehört mein Vater hin. Nicht hierher, wo alle liegen. Er muss in die Intensiv."

Der Sterbeprozess ist aber schon eingetreten, daher kann man seiner Forderung nicht nachkommen. Der Vater stirbt am nächsten Abend. Er schläft ein und wacht nicht mehr auf.
Der Sohn ist außer sich, brüllt herum, schreit wie verrückt, attackiert das anwesende Nachtdienstteam, lässt sich auch von den herbeieilenden Ärzten nicht beruhigen. Eine Schwester muss den Sicherheitsdienst zu Hilfe holen, der den Rasenden von der Station bringt. Zurück bleiben völlig verängstigte Mitpatienten und ein ratloses Team. Der Tod hat seinen kleinen Bruder, den Wahnsinn, hinterlassen.

Lösungsansatz

Die zuvor genannten Zauberwörter, Autonomie und Verantwortung, sind auch in diesem Fall anzuwenden. Denn sie führen zu einer Patientenethik, die jeder Patient und jeder Angehörige leben sollte. Sie zeichnet sich in neun Punkten aus.

Punkt Eins: Mit sich gut umgehen, das tut auch der Gesundheit wohl. Sich selbst wert sein, sich selbst ernst nehmen, achtsam mit sich und seinem Körper umgehen. Das bedeutet, ethische Verantwortung sich selbst gegenüber zu übernehmen.

Punkt Zwei: Die Endlichkeit des Lebens akzeptieren. Das ist kein medizinisches Thema, sondern ein gesellschaftliches und individuelles. So fällt es leichter, Entscheidungen über Gesundheit und Krankheit und damit zusammenhängende Fragen zu treffen. Der Tod ist kein Tabu.

Punkt Drei: Nicht an die Beständigkeit, Dauerhaftigkeit des Lebens glauben, sondern von außen nach innen denken. Der Mensch ist mehr als sein Körper. Aber Fitness ist nicht gleich Gesundheit. Das Leben ist nicht die letzte Chance.

Punkt Vier: Genüge den eigenen Wertmaßstäben. In allen Kulturen gibt es eine *ars moriendi*. Bei uns stirbt man im Verborgenen. Als wäre das unschicklich. Etwas, über das man nicht reden sollte. Oder wenn, dann nur leise.

Punkt Fünf: Wie sieht es mit der Kunst des Alterns, der *ars sene-*

scendi, aus? Auch sie führt ein einseitiges Mauerblümchendasein. Wir haben keine Erfahrung, wie es uns gehen wird, wenn wir alt, versorgungs-, betreuungs- oder pflegebedürftig sind. Wir wissen nicht, ob heute getroffene Entscheidungen morgen noch gültig sind.

Punkt Sechs: Wir haben aufgrund unserer Lebensweise – alleiniges Wohnen, Trennung der Generationen – weniger gelebte Beispiele von alten Menschen und ihrer Lebensweise im eigenen Haushalt. Auch diese Erfahrungen sind, wenn überhaupt, nur bruchstückhaft oder aus zweiter Hand gegeben.

Punkt Sieben: Um als annähernd gleichwertiger Partner im Gesundheitssystem anerkannt zu werden, ist für die Patienten ein ausreichendes Maß an Gesundheitskompetenz erforderlich. Sie umfasst das Wissen, die Fähigkeit und die Motivation, gesundheitsbezogene Informationen zu finden, zu verstehen, zu beurteilen und anwenden zu können. Damit kann man Entscheidungen über Krankheitsbewältigung und -vorbeugung sowie Gesundheitsförderung treffen.

Punkt Acht: Als Patient muss man bei einem Arztbesuch oder Krankenhausaufenthalt mitbedenken, dass eine Diagnose existenzielle Fragen hervorrufen kann: Angst, Enttäuschung, Bedürfnis nach Trost.

Punkt Neun: Es ist ein Appell zur Verhaltens- und Lebensstiländerung, Um- oder Neuorientierung, Bewusstseinsänderung. Ja, das geht.

KAPITEL DREI

DIE KRANKE MEDIZIN

Die Medizin ist besessen vom Machbarkeitswahn. Der menschliche Trieb, sich stetig zu verbessern, neue Technologien zu erfinden und über sich hinauszuwachsen, ist ihr zu Kopf gestiegen. So viele Erkenntnisse und doch herrscht Unwissenheit, wie man damit umgehen soll. Man kennt die Gefahren des Eingreifens in die Genetik noch nicht. Das Gehirn ist immer noch unerforschter als die Tiefen der Ozeane. Und doch denken wir an die Niere aus dem 3D-Drucker, das Designerbaby und die Pille gegen die Alterung. Bevor wir die Natur beherrschen wollen, sollten wir allerdings bei den aktuellen Problemen ansetzen: steigende Gesundheitskosten, Zwei-Klassen-Medizin, übertriebene Bürokratie und Verlust der Logik.

PROBLEM: DIE ÜBERDIAGNOSE

„Gesund sind Menschen, die nicht wissen, dass sie krank sind" steht in *Knock oder der Triumph der Medizin,* einer Theatersatire von Jules Romain.

Und Karl Kraus hat schon gesagt: „Dies ist schlecht diagnostiziert."

Für uns Menschen heißt das: Gehe in ein Krankenhaus rein und du wirst als Patient herauskommen. G'sund sein gibt's net. Jedem fehlt immer irgendetwas. Jeder kriegt sein Fett ab.

FALLBEISPIEL

Der leitende Arzt Lorenz B. hebt die rechte Hand, beäugt sie von allen Seiten und erzählt: „Ich bin bei einer Skitour gestürzt und habe mir den Daumen verletzt. Hier, im rechten Handgelenk, hatte ich ziemliche Schmerzen. Also ins Krankenhaus. Beim Röntgen hat sich zum Glück keine Fraktur gezeigt, nichts gebrochen. Dann hat man ein CT gemacht. Auch hier nichts Verdächtiges. Der Arzt hat mir geraten, den Daumen ruhigzustellen, und mir dazu eine abschwellende Salbe verordnet. Den nächsten Tag bin ich zu Hause geblieben, hatte zwar Schmerzen, das war aber kein Problem, weil die Medikation gut geholfen hat. Auf einmal hat das Spital angerufen. Ich muss noch dringend ein MRT machen, jetzt gleich. Also wurde ein MRT gemacht. Der behandelnde Arzt vermutete, dass hier ein winziger Einriss im Gelenk oder im Knorpel sein könnte. Ich sollte die Hand für sechs Wochen ruhigstellen. Da ist mir der Geduldsfaden gerissen. Leute, sagte ich zu den Ärzten, behandelt mich bitte wie einen normalen Patienten. Wegen meiner Position hier im Spital braucht niemand besondere Rücksicht zu nehmen und auch keine außertourlichen Untersuchungen zu machen. Für einen anderen Patienten wäre wahrscheinlich kein CT gemacht worden, geschweige denn ein MRT, und man hätte ihm nur abschwellende Salben gegeben und ein Schmerzmittel. Im Gegenteil, habe ich gesagt, die Ruhigstellung könnte zur Folge haben, dass ich noch eine sympathische Reflexdystrophie entwickle."

Lorenz B. weiß: Überdiagnostizierung kann negative Folgen für den Betroffenen haben. Sein Skidaumen ist längst Schnee von gestern.

Lösungsansatz

Drei Punkte, die sich der Arzt zu Herzen nehmen sollte: den Patienten in seiner Gesamtheit ernst nehmen, ihn umfassend begreifen, nicht zwangsdiagnostizieren.

Und immer: Denken vor Handeln. Das gilt auch für die heutige Ärzteschaft. Die Gesundheit des Patienten über Leitlinien, Geldgier und die Konkurrenz stellen. Wenn es dem Patienten gut geht, er keine

Leiden hat und keine Behandlung fordert, muss man das als Arzt zur Kenntnis nehmen. Das heißt, nicht krampfhaft nach einem Wehwehchen suchen. Das Leben ist schmerzhaft genug.

PROBLEM: LEITLINIEN VOR LOGIK

Die kritiklose Einhaltung von vorgegebenen Leitlinien, sprich Behandlungsempfehlungen, kann zu schwerwiegenden Problemen für den Patienten führen. Es braucht immer den eigenen Verstand und die Anwendung des eigenen Wissens. Die Absprache im Team. Trotzdem handelt der Großteil der Ärzte nach den allgemeinen Leitlinien. Grund: Im Nachhinein kann man ihnen nichts vorwerfen. Vor dem Richter sind sie abgesichert.

Natürlich braucht es Empfehlungen zur Behandlung. Es braucht Standards und Vorgaben, wie man bei einer Krankheit behandelt. Richtungsweisende Therapietipps, auch um international einen Konsens zu schaffen. Zukünftig brauchen wir Algorithmen und natürlich die *Evidence Based Medicine.*

Das Problem an den Leitlinien ist aber, dass der Mensch zu wenig berücksichtigt wird. In der Notfallaufnahme ist das verständlich. Dort muss die Wiederbelegung schnell und nach Leitlinien ablaufen. Aber zum Beispiel bei chronischen Erkrankungen braucht es den Patienten im Ganzen. Mit seiner Lebensgeschichte, all seinen Hintergründen, mit seinem Weltbild, seiner Art zu Leben.

Besonders gravierend ist die Einhaltung der Behandlungsempfehlungen, wenn sie zur Überdosierung von Medikamenten führt. In der Fachsprache nennt sich das Polypharmazie. Heutzutage bekommen Menschen, besonders die älteren Generationen, zu viele Medikamente verschrieben. Das zeigen die Zahlen. Vier von fünf über 60-Jährigen nehmen täglich vom Arzt verschriebene Präparate ein. Knapp ein Drittel davon schluckt zusätzlich noch Medikamente, pflanzliche Heilmittel oder Vitamine. Bei den Jüngeren ist es jeweils etwas mehr als ein Drittel. Wofür oder wogegen die Präparate sind, ist nicht immer klar. Der Grundsatz: Besser mehr als weniger. Irgendwas wird schon helfen.

Die Vernunft wird sozusagen pulverisiert.

FALLBEISPIEL

Irene V., 75 Jahre, nimmt einunddreißig Medikamente. Grund: Die Therapie ist nach den Leitlinien ausgerichtet. Es werden damit Bluthochdruck, Zuckerkrankheit, Osteoporose, Schmerzen und Herzschwäche behandelt. Das Problem: Ab fünf Medikamenten sind die Interaktionen und Wechselwirkungen kaum mehr einzuschätzen. Bei fünf verschiedenen Zeitpunkten der Einnahme verliert Irene V. leicht den Überblick. Das kann zu Vertauschungen, Dosierungsfehlern und damit verbundenen zusätzlichen Nebenwirkungen führen.

Es ist Sommer, draußen lacht die Sonne und die Patientin trinkt zu wenig. Irene V. hat es nicht so mit dem Wasser. „Vom Wassertrinken kriegt man Frösche im Bauch", sagt sie und kichert.

Ihre Medikamente nimmt sie die ganze Woche über weiter. Dadurch kommt es zu einem Nierenversagen, ausgelöst durch Wassermangel und zu wenig Flüssigkeitsaufnahme plus Einnahme von wassertreibenden Medikamenten. Irene V. ist in verwirrtem Zustand, die Blutbefunde erschrecken. Man will eine Dialyse, eine Blutwäsche, durchführen, weil die harnpflichtigen Substanzen deutlich erhöht sind. Doch keiner schaut die Patientin klinisch an.

Sie hat abstehende Hautfalten, ist ausgetrocknet. Sie braucht einfach nur Flüssigkeit. Sonst nichts, nur Wasser.

Hätte man Irene V. dialysiert, also nur nach den Werten beurteilt, hätte sie zu Beginn der Dialyse aufgrund des Volumenmangels große Probleme bekommen und wäre möglicherweise eine Intensivpatientin geworden. Die Einhaltung der Leitlinien – ohne davor zu denken – kann gravierende Folgen haben. Im Extremfall töten.

Lösungsansatz

Leitlinien und sich daraus ergebende Behandlungspfade sind wichtige Elemente der klinischen Medizin. Bei Rückenschmerz könnte man sich zum Beispiel fragen, welcher Patient vom niedergelassenen Arzt behandelt werden kann. Welche Möglichkeiten der Behandlungen gibt es? Ab wann soll dem Facharzt zugewiesen werden? Wann braucht es eine dringliche Abklärung?

Leitlinien sind aber keine Gesetze, keine unbedingt einzuhaltenden Gebote, wie das allzu oft angenommen wird. Sie entbinden den verantwortlichen Arzt nicht von seiner Denkleistung, von seiner Einschätzung des Patienten. Seine Erfahrung und sein Wissen in diesem speziellen Fall sind wichtig. Grundsätzlich heißt das: Je mehr Erkrankungen ein Patient hat, desto wahrscheinlicher, dass sich aufgrund der Fülle an Problemstellungen diverse Leitlinien zu überkreuzen beginnen oder sogar in Widerspruch begeben können.

Wichtig ist daher, dass man im Falle vieler Medikamente und Interaktionen die gegenseitige Beeinflussung von Arzneien beachtet und dementsprechend anpasst oder reduziert.

Potenzielle Wechselwirkungen können beispielsweise in einem Polypharmazieboard abgecheckt werden, wie es in Kärnten der Fall ist. Diese Boards werden zunehmend in anderen Krankenhäusern etabliert. Ein Polypharmazieboard kann von jedem Arzt angefordert werden. Eine Gruppe aus Pharmazeuten und Ärzten verschiedener Fachrichtungen prüft dabei die Sinnhaftigkeit und Angemessenheit einer Medikamentenverschreibung für einen Patienten. Krankenhausärzte und niedergelassene Ärzte können so den Fall mit Experten diskutieren und sich beraten lassen. Meist gelingt eine Verbesserung der Therapiequalität und man kommt drauf, welche Medikamente überflüssig sind.

In Kärnten wurde in den vergangenen Jahren die geriatrische Patientenfallkonferenz etabliert. Das ist ein interdisziplinärer Qualitätszirkel für Ärzte und Pfleger, in dem nach einem strukturierten Vorgehen jeweils ein Fall bearbeitet wird. Der Lerneffekt ist für alle groß. Besonders bei Patienten mit Polypharmazie werden oft therapeutische Nebenschauplätze aufgezeigt, die den Überschuss an Präparaten verursachen.

Tipp an die Ärzte: Es braucht einfach den Verstand des Behandlers, dass man bei fünfzehn verschriebenen Medikamenten nicht noch einmal fünf draufsetzt.

PROBLEM: ZWEI-KLASSEN-MEDIZIN

„Alle Tiere sind gleich. Aber manche sind gleicher als die anderen." George Orwell hat das in seinem Roman *Farm der Tiere* 1945 schon sehr gut erklärt. Manche sind gleicher, weil reicher.

Im Zuge der Diskussion um die Verrechnung von ambulanten Behandlungen durch Privatversicherungen hat sich wieder eine Debatte um die Zwei-Klassen-Medizin entzündet. Da sind sich ausnahmsweise einmal alle politischen Kräfte einig: Eine Bevorzugung von Zusatzversicherten darf es nicht geben.

Derzeit ist es üblich, dass auf eine MRT-Untersuchung etwa drei Wochen gewartet werden muss. In Wien ist die Wartezeit auf Druck der Medien etwas kürzer. Privat ist man trotzdem immer schneller. Wer 200 Euro zahlt, oder manchmal auch gern mehr, kommt morgen dran.

Nicht zum ersten Mal wird vor den Auswirkungen einer Zwei-(oder Mehr-)Klassen-Medizin gewarnt. Diesmal eben in Verbindung mit den Ambulanzen. Stellt sich nur die Frage: Warum unterbindet man die Zwei-Klassen-Medizin nicht einfach per Gesetz? Zumindest in öffentlichen Spitälern sollte das doch möglich sein.

Die Antwort ist einfach: Die Spitalserhalter wissen um die wirtschaftlichen Kennzahlen. Und die sprechen eine eindeutige Sprache: 2018 haben die Privatversicherungen 881 Millionen Euro für Behandlungen in Spitälern ausgegeben. Damit wurden natürlich Privatkrankenhäuser finanziert. Zu einem guten Teil gingen die Mittel aber auch an öffentliche Krankenhäuser. Fällt das weg, müssten Steuern oder Sozialversicherungsbeiträge erhöht werden.

Das will die Politik nicht und nimmt das Geld dankbar an – um gleichzeitig gegen die Zwei-Klassen-Medizin zu wettern.

FALLBEISPIEL

Der Kassenpatient Hugo L., 34, braucht dringend eine OP, kommt aber nicht dran. „Es tut mir leid", sagt der behandelnde Arzt. „Den nächstmöglichen Termin haben wir im September, am dreißigsten."

„Aber Herr Doktor", sagt Hugo L., während er im Spitalsbett liegt, „das ist ja erst in vier Monaten."

„Es tut mir leid", sagt der Arzt. „Alle Operationssäle sind bis dahin voll und wir bekommen früher keinen Chirurgen."

„Können Sie wirklich nichts machen?"

„Sie haben ja leider keine Privatversicherung, Herr L."

„Doch, hab ich ganz vergessen zu sagen. Meine Frau hat die auch erst vor Kurzem abgeschlossen, wissen Sie."

„Ah, danke." Für den Arzt ist das eine nicht unerhebliche Information.

Der private Patient Hugo L. liegt nächste Woche unterm Messer.

Lösungsansatz

Notwendig wäre eine ehrliche Diskussion: Grundsätzlich ist es nicht verwerflich, wenn jemand statt in Konsumgüter lieber in seine Gesundheit investiert. Und da niemand ernsthaft das System der Zusatzversicherungen infrage stellt, wäre zu klären, was Patienten bekommen, die nicht nur ins öffentliche System einzahlen, sondern daneben auch noch viel Geld für eine private Krankenversicherung ausgeben. Ein besseres Zimmer im Spital allein wird es wohl nicht sein.

Gibt es keine adäquate Gegenleistung, werden Zusatzversicherte in Privatspitäler ausweichen. Ein Prozess, der ohnehin schon im Gange ist. Unausweichlich.

Klar ist, dass es Grenzen geben muss. Grenzen, die exakt definieren, was Privatversicherte bekommen oder nicht. Und diese Grenzen sind dort zu ziehen, wo Leistungen für all jene, die nur im öffentlichen Gesundheitssystem versichert sind, beeinträchtigt werden. In Österreich hat jeder einen guten Zugang zur Spitzenmedizin; das soll auch so bleiben. Dass jemand, der nicht die Möglichkeit hat, in eine private Zusatzversicherung einzuzahlen, sich hinten anstellen muss, ambulant oder stationär, mit Diagnostik oder Therapie, wäre tatsächlich unerträglich, unmenschlich. Und ist dort, wo es derzeit passiert, auch abzustellen. Genau das wäre die Aufgabe derjenigen, die jetzt öffentlichkeitswirksam gegen die Zwei-Klassen-Medizin wettern.

Der Appell richtet sich an die bundesweite Gesundheitspolitik und an alle, die in den Ländern für das Gesundheitssystem verantwortlich sind. Macht etwas!

Wie verhält es sich mit der Gerechtigkeit? Wir verstehen darunter das Recht jedes Menschen auf subsidiäre Solidarität hinsichtlich bestmöglicher medizinischer Versorgung.

Das heißt, existenzbedrohende Risiken werden solidarisch getragen und dem Einzelnen gesteht man möglichst viel Entscheidungsfreiheit bei der Absicherung der übrigen Gesundheitsleistungen zu.

Bestmöglich heißt dabei nicht, dass alle das Gleiche bekommen.

Für alle Menschen gelten sogenannte Abwehrrechte, etwa das Recht auf Leben und körperliche Unversehrtheit.

Und dann haben wir noch das Problem des schwer kranken Patienten gegenüber dem leichten Fall. Unkomplizierte Patienten bringen der Klinik Erlöse, komplikationsbehaftete belasten das Budget. Im Krankenhausalltag ist diese Sichtweise mittlerweile systemimmanent.

Viele Ärzte reiben sich am Interessenwettstreit zwischen Hilfe für den Patienten und dem Streben nach Einkommen auf – von der Politik werden sie dabei allein gelassen.

Die Folgen der ökonomisierten Versorgung werden lieber totgeschwiegen. Das Cherry-Picking läuft schon in vielen Krankenhäusern als selbstverständliche Praxis. Die guten ins Töpfchen, die schlechten ins Zentralkrankenhaus. Oder sie werden in die Uni-Klinik abgeschoben. Teilweise eine zu begrüßende Praxis, wenn man Qualitätskriterien als Entscheidung hernimmt, oft zu hinterfragen, wenn ökonomische Kriterien den Ausschlag geben.

PROBLEM: GESUNDHEIT KOSTET IMMER MEHR

Die laufenden Gesundheitsausgaben steigen jährlich deutlich an, sie betragen derzeit mehr als achtunddreißig Milliarden Euro pro Jahr. Ohne Investitionen in Krankenhaus-Neubauten und Ähnliches. Der Anteil am Bruttonationalprodukt beträgt 10,3 Prozent. Drei Viertel der laufenden Gesundheitsausgaben sind öffentlich finanziert, durch die Sozialversicherungen, den Bund, die Länder und Gemeinden. Ein Viertel der laufenden Gesundheitsausgaben wird durch private Haushalte und Versicherungsunternehmen bestritten.

Das Gesundheitswesen ist ein bedeutender Wirtschaftsfaktor. In der Gesundheitswirtschaft sind mehr als 800.000 Personen beschäftigt, das sind rund neunzehn Prozent aller Erwerbstätigen.

Kritisiert wird immer wieder die Spitalslastigkeit im österreichischen Gesundheitssystem. Das meiste Geld werde für Behandlungen in Spitälern ausgegeben. Stimmt, aber es gibt keine finanziellen Anreize, um die Kosten für Leistungen aus dem stationären in den ambulanten Bereich zu verlagern. Frei werdende finanzielle Mittel durch Bettenreduktion in den Spitälern, wie das der Bundesrechnungshof empfiehlt, sollten zum Ausbau des ambulanten Bereichs umgeschichtet werden.

Die Finanzierung von Prävention und Gesundheitsförderung, sprich: von Maßnahmen zur Erhaltung von Gesundheit und Vermeidung von Krankheit, ist ein Stiefkind in Österreich. Seit Jahren betragen die Ausgaben für Prävention und Gesundheitsförderung nur rund zwei Prozent der öffentlichen Gesundheitsausgaben, bei kaum merklich steigender Tendenz. Im Vergleich dazu gibt Deutschland rund 3,7 Prozent dafür aus.

Es gibt noch viele Hürden, die verhindern, dass Prävention und Gesundheitsförderung eine bedeutende Rolle im österreichischen Gesundheitssystem spielen kann. Die Versicherten der Sozialversicherungsanstalt der gewerblichen Wirtschaft zahlen zum Beispiel nur mehr den halben Selbstbehalt, wenn sie vereinbarte Gesundheitsziele erreichen: mit dem Rauchen aufhören, abnehmen oder dergleichen.

Vorsorge und Gesundheitsförderung müssen im Bewusstsein jedes Einzelnen einen Platz finden. Es darf keine Randerscheinung sein, die der Lifestyle so mit sich bringt. Kein netter Trend achtsamer Leute.

Das ist eine langfristige Aufgabe für die Gesundheitspolitik, die Sozialversicherungen, das Bildungssystem und die Verantwortlichen im Gesundheitssystem.

Seit 2017 gibt es das aktualisierte „Bundesgesetz zur partnerschaftlichen Zielsteuerung Gesundheit“ oder auch „Gesundheits-Zielsteuerungsgesetz G-ZG“. In dem Gesetz vereinbaren der Bund, die Länder und die gesetzlichen Krankenversicherungen, „eine integrative partnerschaftliche Zielsteuerung-Gesundheit für die Struktur und Organisation der österreichischen Gesundheitsversorgung einzurichten und weiterzuentwickeln“. Dafür werden zum Beispiel auf Bundes- und Landesebene sogenannte Zielsteuerungsverträge erstellt, die sich unter anderem mit der Forcierung von Gesundheitsförderung und Prävention, der Stärkung des ambulanten Bereichs, der Stärkung der Gesundheitskompetenz der Bevölkerung befassen sollen.

Auch wenn Österreich kein Entwicklungsland ist, das ist erst ein Anfang. In diesen Bereichen muss wesentlich mehr geleistet werden. Die vorhandenen Mittel sollten effizienter eingesetzt werden. Es braucht Anreizsysteme, damit es zu einer Trendwende kommt. Sonst bleibt alles, wie es ist.

FALLBEISPIEL

Tamara U. ist sechzehn Jahre alt, stark übergewichtig und dadurch zuckerkrank. Das ist keine Seltenheit. Immer öfter sehen Schulärzte dicke Kinder.

„Du solltest abnehmen“, sagt der Doktor.

„Ich hab's eh probiert“, sagt Tamara, „aber dann war die Matheschularbeit und der ganze Stress und die Pam hat auch blöd geredet, das ganze Mobbing, was soll ich denn tun? Ich bin dann wieder öfter zum Fast-Food-Standl gegangen, und wenn ich daheim bin und lerne, bestell ich mir ab und zu eine Pizza Diavolo. Bewegung? Nein, also kaum, im Turnsaal halt ein bisschen.“

Der Doktor verordnet ihr eine Diät und Tamara sagt, sie werde morgen damit beginnen, oder besser am Montag, nach dem Wochenende.
Tamara surft im Internet, sie mag Nachrichten. Das Online-Portal einer Tageszeitung bringt die neuen Statistiken zu Adipositas. Tamara isst eine Leberkäsesemmel, während sie die Fakten überfliegt:
Jedes fünfte Kind in Österreich ist übergewichtig, jedes zwölfte fettleibig. Bei den Erwachsenen ist der Anteil doppelt so hoch. In den vergangenen zehn Jahren ist die Anzahl der krankhaft fettleibigen Menschen in Österreich um dreißig Prozent gestiegen. Und mit steigendem Körpergewicht steigt auch die Zahl der Diabetiker. Derzeit gibt es in Österreich an die 600.000 Fälle, 2030 werden es bereits 800.000 sein. Weil die Krankheit schleichend und lange Zeit schmerzfrei verläuft, wissen viele Betroffene nichts von ihrem Zustand. Sieben bis elf Prozent der Österreicher sind betroffen und verursachen etwa fünf Prozent der gesamten jährlichen Gesundheitsausgaben.
Vor der Erstdiagnose war Tamara schon ein Jahr Diabetikerin. Das hat ihr niemand gesagt, woher hätte sie es auch wissen sollen. Die Krankheit hat langwierige Folgen. In den nächsten Jahren wird Tamara das Gesundheitssystem schwer belasten. Vor allem, weil sie nicht glaubt, dass Diabetes drastische Folgen hat, wenn man ihn verdrängt. Tamara drohen zehn Dinge: Stigmatisierung, Invalidisierung, Arteriosklerose, Herzinfarkt, Schlaganfall, Erblindung, Nervenschäden, Wundheilungsprobleme, Beinamputation, Nierenversagen.
Sie schreibt eine SMS an ihre Freundin Lisa: Burger & Kino & Jungs schauen?
Lisas Antwort: ☺

Lösungsansatz

Prävention und Gesundheitsförderung wirken sich nicht nur auf Gesundheit, Wohlbefinden und Lebensqualität aus, sondern auch auf die Gesundheitskosten. Sorgt man schon in der Jugend für eine bewusst gelebte Gesundheit, werden in Zukunft viele Behandlungen hinfällig. Das spart Millionen und Abermillionen.

Risikofaktoren wie Übergewicht begünstigen die vorherrschenden, nichtübertragbaren, meist chronischen Krankheiten, also die des Kreislaufsystems, des Muskel-Skelett-Systems, des Stoffwechsels, der Atemwege und der Psyche sowie vieler bösartiger Neubildungen.

Die Vorbeugung von verbreiteten Risiken und die Stärkung gesundheitlicher Ressourcen für Interventionen in allen Bevölkerungsgruppen und Altersphasen sind Gebote der Vernunft. Maßnahmen braucht es ab dem Kleinkindalter bis in die Schulen und darüber hinaus.

Zum Beispiel kann sich das in einer attraktiven Preis- und Angebotspolitik im Nahrungsmittelsektor niederschlagen. Gesundes Essen für die Schulen – wäre das nicht eine g'schmackige Initiative? Nicht nur hier und dort als Privatinitiative, wo jeder sein eigenes Süppchen kocht, sondern österreichweit.

Kinder wie Tamara sollten derart geschult sein, dass sie vorwiegend gesundheitsfördernde Angebote wahrnehmen und körperliche Betätigung als schön oder spaßig empfinden. So eine Gemüsesuppe kann in der Mittagspause wirklich gut schmecken, vor allem macht sie einen nicht müde. Und Sport ist nicht Mord, wie Winston Churchill meinte. Eigentlich sagte er ja nur *no sports* und nichts von Mord. Seine laxe Einstellung brachte ihm einen Herzinfarkt und zwei Schlaganfälle ein, trotzdem wurde er einundneunzig. Aber Sport kann auch Spaß machen, wenn man den richtigen für sich entdeckt. Genau das ist der Punkt: Kinder bewegen sich zu wenig, besonders Kinder aus einkommensschwachen Familien und Kinder in Städten. Sport ist gleich mehr Bewegung gehört vermehrt in den Unterricht; hier muss die Politik mehr Anreize schaffen.

Der Körper dankt es einem und das Hirn schüttet Glückshormone aus, dass es ärger nicht geht. Schlecht? Nein, Prävention auf Kassenkosten mit der e-Card.

PROBLEM: DAS STREBEN NACH VOLLKOMMENER GESUNDHEIT

Gesund zu sein, bedeutet nicht, keine Krankheiten zu haben. Dieser Gedanke ist zu eng gefasst. Das hat schon die Weltgesundheitsorganisation (WHO) im Juli 1946 erkannt und in ihrer Verfassung festgehalten: „Gesundheit ist ein Zustand völligen psychischen, physischen und sozialen Wohlbefindens und nicht nur die Abwesenheit von Krankheit und Gebrechen."

Im Sinne der WHO kann man erst von einer erfolgreichen Krankenbehandlung sprechen, wenn der Zustand der „vollkommenen" Gesundheit erreicht ist. Es gibt nicht *eine* Gesundheit gegenüber *vielen* möglichen Krankheiten, sondern Gesundheit spielt sich für jeden Einzelnen individuell auf einem Kontinuum zwischen den beiden Polen „gesund" und „krank" ab.

FALLBEISPIEL

„Geben S' mir einfach irgendeine Tablette, Herr Doktor", sagt Manfred R. zu seinem Hausarzt.

Der 53-Jährige leidet unter erhöhtem Blutdruck und spricht immer öfter von Herzrasen.

„Damit werden Sie aber nicht gesund. Wollen Sie nicht, dass sich Ihr Gesundheitszustand dauerhaft verbessert?"

„Ach, das machen die Tabletten eh super. Wenn ich nix spür, bin ich g'sund."

Lösungsansatz

Vollkommene Gesundheit ist ein Idealzustand und als solcher nicht erreichbar. Um das zu verstehen, braucht es die Stärkung der Gesundheitskompetenz, öffentlich und grundsätzlich.

Allerdings gibt es mehrere Möglichkeiten, seinen Gesundheitszustand zu stärken, hauptsächlich indem man den Fokus auf den Lebensstil richtet. Ausgewogene Ernährung, Bewegung und eine gesunde Einstellung helfen. Das Bewusstsein, dass der Körper auf der großen Fahrt namens Leben gleichzeitig Motor und Chassis ist. So ein Vehikel macht man nicht mutwillig kaputt.

Auch nicht, wenn der Lebensabend näher rückt oder schon angebrochen ist. Die Kampagne „Engagiert gesund bleiben“ richtet sich an die aktiven älteren Menschen. Sie soll ihnen Mut machen, sich im jeweiligen Lebensumfeld einzubringen. Städte und Gemeinden werden dabei unterstützt, das Engagement von älteren Menschen anzuerkennen und zu fördern.

PROBLEM: DIE UNGESUNDE BÜROKRATIE

Das Verwaltungswesen verlangsamt eine schnelle Abwicklung von Patientenanliegen. Der Arzt kann nicht einfach ein chefarztpflichtiges Rezept verschreiben, ohne Abstimmung mit Stelle A und B und C. Der Hausarzt ist gebunden an Freigaben durch die Krankenkasse. Sie erinnern sich an den Passierschein A38 von *Asterix und Obelix*? Keiner ist zuständig, der andere ist auf Pause und der Dritte sagt, es braucht zuerst die Genehmigung vom Schalter 560E. Ein Wahnsinn, der auch den Ärzten zu schaffen macht.

Das Problem liegt in der Trennung des spitalsambulanten, stationären Bereichs und des niedergelassenen Bereichs. Es kommt zu einem sinnlosen Koordinations-, Kollaborations- und Kooperationsaufwand. Nicht nur nach außen, sondern auch innerhalb des Krankenhauses. Statt etwas zu vereinfachen, führt die Bürokratie zu Mehrkosten, höheren Ressourceneinsätzen und immensem Zeitaufwand. Man hat parallel mehr Aufgaben zu erledigen, was zu einem Qualitätsverlust der Arbeit und innerbetrieblichen Einbußen in der Effizienz führt. Engstirnigkeit kostet Geld und kann Leben gefährden.

FALLBEISPIEL

Gregor B., 52, kommt zu seinem Hausarzt und sagt: „Herr Doktor, ich werde immer dünner. Stellen Sie sich das einmal vor. Das geht seit ein paar Wochen so. Meine Frau, die Hanni, freut sich, aber mir ist nicht wohl dabei, sogar schlecht ist mir. Und Appetit habe ich auch keinen."

Der Hausarzt fragt nach irgendwelchen Veränderungen oder sonstigen Vorkommnissen, ob da was war.

„Ja schon", sagt der Patient. „Asien war. Also Urlaub. Meine Frau und ich waren in Vietnam, sehr schön übrigens, es ist dann weitergegangen nach Laos und Kambodscha, wissen Sie, dort, wo die Tempel sind und die Buddhisten. Drei Wochen waren wir weg. Ich sag Ihnen, ein Traum, vor allem das Essen."

Der Hausarzt schickt den Mann ins Labor, eine Stuhlkultur wird angelegt. Das Ergebnis zeigt einen Parasiten im Darm. Der Hausarzt erkundigt sich telefonisch beim Hygieneinstitut über Therapiemöglichkeiten und bestellt den Patienten zu einer Befundbesprechung. Das empfohlene Medikament ist chefarztpflichtig. Es braucht das Okay der Krankenkasse. Am Vormittag sucht der Arzt über das Bewilligungstool ABS bei der Krankenkasse für den Patienten mit einer eingehenden Beschreibung des ungewöhnlichen Falles an. Er wartet.

Nach zwei Stunden immer noch keine Antwort von der Krankenkasse. Der Hausarzt ruft dort an und erhält die Auskunft, dass man sich hinsichtlich der Bewilligung noch informieren müsse. Wieder keine Antwort. Beim nächsten Telefonat eine Stunde später ist der Sachbearbeiter auf Mittagspause.

Der Patient wartet seit drei Stunden in der Praxis und möchte sich das Medikament aus eigener Tasche kaufen. Er ist nicht bereit, noch länger auf die Bewilligung zu warten. Der Hausarzt erreicht doch noch den Kontrollarzt, der ihm mitteilt, dass er sich ebenfalls am Hygieneinstitut erkundigt und dieselbe Auskunft wie der Hausarzt zuvor erhalten habe.

Nach drei Stunden und zwanzig Minuten wird das Rezept für den Patienten bewilligt. Kostenpunkt für das Medikament: 20 Euro.

Lösungsansatz

Die Bürokratie führt also zur Angst vor Entscheidungen und rechtlichen (Un-)Sicherheiten mit der Tendenz sich abzusichern.

Es braucht dringend eine Entbürokratisierung, sowohl im niedergelassenen als auch im Spitalsbereich. Weg mit dem Staub der Verwaltung. Die Ärzteschaft und auch der Pflegebereich werden zunehmend mit bürokratischen Arbeiten überhäuft. Dadurch geht wertvolle Zeit für den Patienten verloren. Zeit, die wesentlich für die Genesung der Patienten ist. Zeit, in der über Diagnostik und Therapie gesprochen werden sollte. Zeit, um sich über den Lebensstil zu unterhalten. Zeit, um Trost zu spenden, um Unterstützung zu bieten, in belastenden Situationen da zu sein, und Zeit, um Angehörige zu informieren. Worte wiegen mehr als Formulare.

PROBLEM: KUNSTFEHLER ERLAUBT

Einen Fehler durch eine Lüge zu verdecken, heißt, einen Flecken durch ein Loch zu ersetzen. Das hat Aristoteles gesagt. Er war halt nie auf einer Station im Krankenhaus.

Für Ärzte ist es das Unwort schlechthin. Kunstfehler. Mit dem Wort schwingt Übles mit, kommissionelle Prüfung, allenthalben flächendeckende Vertuschung, der weiße Mantel der Verschwiegenheit wird über die Sache gebreitet. Wir reden nicht mehr darüber, vergessen diese unschöne Angelegenheit. Schwamm drüber.

Aber. Bei jeder ärztlichen Tätigkeit kann es zu Fehlern und Schäden kommen. Vertiefte Beschäftigung mit deren Ursachen und Mechanismen führt dazu, diese Fehler in Zukunft möglichst zu vermeiden.

Ärzte sind durch die Verpflichtung geprägt, möglichst fehlerfrei zu arbeiten. Fehler werden nicht gern offen besprochen; die Reaktionen auf Schadensereignisse reduzieren sich oft auf die Feststellung menschlichen Versagens. Alle, die im Gesundheitswesen arbeiten, auch Patienten und die Öffentlichkeit an sich, müssen akzeptieren, dass jeder Fehler macht. Es gibt keine Wirkung ohne Nebenwirkung, keinen Eingriff ohne Risiko. Die Bearbeitung des Fehler-Schaden-Problems braucht in der Medizin einen umfassenderen Ansatz als bisher und vertiefte Kenntnisse ihrer Ursachen und Mechanismen – personengebundener wie systembedingter.

Leider zeigt sich bei Autopsie-Studien immer wieder, dass es Fehldiagnosen gibt. Anamnese und die Untersuchung am Körper tragen unter allen Methoden am meisten zur korrekten Diagnose bei. Sie werden aber zunehmend vernachlässigt und von den Kostenträgern geringer bewertet als apparative Methoden, sprich komplizierte Diagnostiken durch Maschinen. Apparate scheinen zu suggerieren: Hier passiert moderne Medizin. Technologie vom Feinsten, „state of the art".

Es ist aber essenziell, Patienten anzufassen, sie im wahrsten Sinne des Wortes zu be*hand*eln. Nur so kann sich der Arzt ein Bild verschaffen, mehr noch als hundert Diagnostikwerte.

Manches Schlichtungsverfahren weist den Verzicht des Arztes auf Anamnese und körperliche Untersuchung als entscheidenden Fehler und Schadensursache aus. Kurzum, der Arzt hat den Patienten nie gesehen oder gar abgetastet.

Weitere Ursachen für Fehldiagnosen liegen in ungenügendem Kontakt zum Patienten, Verwechslung und Fehldeutung von Befunden, Festhalten an früheren Diagnosen, logisch falschen Schlüssen, aber auch in der Komplexität und Schwierigkeit der Aufgabe: „Ärzte irren, weil sie täglich Entscheidungen auf der Basis inadäquater Information treffen müssen." Heißt es.

Die Patienten werfen dem Arzt in einem Viertel der Anträge an die Schlichtungsstelle, also dort, wo die Beschwerden eingehen, Kommunikationsmängel vor. Nur in etwa drei Prozent der Verfahren sind diesbezügliche Fehler des Arztes gutachtlich zu belegen. In den Krankenblattstudien finden Kommunikationsdefizite als Schadensursache kaum Erwähnung. Nach den Erfahrungen der Schlichtungsstellen und nach der Literatur spielen jedoch Mängel in der Kommunikation – Arzt–Patient wie auch Arzt–Arzt – als Fehlerursache und in der Konfliktgenese eine wesentliche, möglicherweise eine entscheidende Rolle.

Das heißt, manche Patienten reden, sagen aber nichts.

Und mache Ärzte diagnostizieren, hören aber nicht zu.

Ungefähr ein Viertel der behandlungsbedingten Patientenschäden ist durch Fehler bedingt. Ein Teil wird durch mangelnde Sorgfalt einzelner Personen verursacht, ein anderer durch Systemfehler, wie etwa bei ungenügender Berücksichtigung menschlicher Fähigkeiten und deren Grenzen bei Dienstplänen, Arbeitsorganisation, Anordnungen und Information.

FALLBEISPIEL

Hilde W. hat einen Tumor im Bauchbereich. Sie ist 50 Jahre. Die Operation verläuft gut. Nach dem Aufwachen berichtet sie, dass sie während der Operation wach geworden sei und die Diskussion zwischen dem Chirurgen und dem Anästhesisten mitbekommen habe.

Der eine hat von seinem Urlaub an der Amalfi-Küste berichtet. Der andere hat daraufhin ein paar Witze erzählt.
Es wird das Ganze nachvollzogen.
Ja, die Gespräche haben stattgefunden. Natürlich anders, nicht in dieser Direktheit, aber so in der Art schon, grundsätzlich. Warum hat Hilde W. das überhaupt gehört? Die Narkosemittel hätten sie in Tiefschlaf versetzen sollen. Bei der richtigen Dosis hört normalerweise niemand mehr zu.
Es stellt sich heraus: Die Infusionsschläuche unter der OP-Abdeckung waren verdeckt. Es wurde ganz einfach übersehen, dass sich der Schlauch vom Venenweg, über den das Schlafmittel gelaufen ist, gelöst hat. Hilde W. hat nur einen Teil der Dosis verabreicht bekommen, der Rest ist auf dem OP-Tisch ausgelaufen und niemandem ist das aufgefallen.
Wenn man im Rückblick das Protokoll betrachtet, sieht man, dass in dieser Phase auch die Herzfrequenz angestiegen ist und die Patientin einen hohen Blutdruck hatte. Hätte man sie neben den digitalen Vitalparametern auch klinisch beobachtet, wäre es vielleicht aufgefallen.
Schmerzen hatte sie keine.

Lösungsansatz

In der Industrie haben Schadensfälle viel zum heutigen Wissensstand über Ursachen und Mechanismen beigetragen. So lösen Personen in ihrem menschlichen Versagen zwar öfter den Schaden aus, aber Mängel des Systems, etwa bei Planung, Management, Arbeitsorganisation und Kontrolle, spielen bei den Ursachen eine wichtigere Rolle.

Weiters begünstigen die hohe Komplexität eines Systems und die enge Kopplung seiner Komponenten jede Menge Fehler und Schäden.

Unfälle resultieren selten aus nur einem Fehler.

Man muss es offen aussprechen: Die Industrie hat für die Sicherheit mehr getan als die Medizin und geringere Fehler-Toleranzen erreicht. Sie nutzt dazu unter anderem Meldesysteme und Unfallberichte. In der Luftfahrt melden Piloten die ungewollten Abläufe, auch folgenlose, die viel zur Ursachenanalyse und zur Vermeidung von Schäden und Unfällen beitragen. Die Meldenden sind dafür straffrei gestellt. Unfälle werden eingehend untersucht. Die Ergebnisse, sogenannte Unfallberichte, werden brancheninterm bekannt gegeben. Sie dienen dazu, Schadensursachen auszuschalten.

Zunehmend setzt man diese Erkenntnisse auch in der Medizin ein. Voraussetzung ist eine offene Konflikt- und Fehlerkultur, die Möglichkeit, Beinahe-Fehler zu melden und über diese auch einen Dialog abzuhalten, um aus dem Gemeldeten zu lernen. Erster Schritt war, ein sogenanntes CIRS (*Critical Incident Report System*) in allen Gesundheitsinstitutionen einzuführen, um den Mitarbeitern die Möglichkeit einer anonymisierten Berichterstattung zu geben. Gemeldete Fälle werden umgehend bearbeitet und Schlüsse daraus gezogen, die man an die Mitarbeiter weitergibt. So kann eine Organisation auch aus diesen Beinahe-Fehlern lernen und sich ständig verbessern.

In der Literatur spielen Mängel in der Kommunikation Arzt–Patient wie auch Arzt–Arzt und Arzt–Pflege bei der Konfliktlösung eine entscheidende Rolle. Es geht um die „5 R-Regel". Die Regel besagt, die **r**ichtige Verordnung, das **r**ichtige Medikament zum **r**ichtigen Zeitpunkt in der **r**ichtigen Dosierung dem **r**ichtigen Patienten zu verabreichen.

Weiters tragen strukturierte Übergabeprotokolle, Checklisten, elektronische Krankenakten mit elektronischer Eingabe von Medikamenten in die Fieberkurve, Bestellung von Notfallteams in den Krankenhäusern und Informationsbroschüren zur Patientensicherheit bei.

Neuerdings werden auch zunehmend MoMo (Mortalitäts- und Morbiditäts)-Konferenzen in den Kliniken abgehalten. Dort besprechen Ärzte komplexe Fälle als Fehlerbeispiele – interdisziplinär, klar und transparent. Bei einer offenen und sachlich geführten Diskussionskultur können verschiedene Problemfelder angesprochen werden und tragen so zum gemeinsamen Lernen aller MoMo-Teilnehmer bei.

Teamentwicklung, gelebte Interdisziplinarität und das Begleiten der Mitarbeiter in den stetigen Veränderungsprozessen im Sinne einer humanistisch ausgerichteten Krankenhausführung sind weitere wichtige Elemente einer ständig lernenden Organisation. Dafür braucht es Mut und Entscheidungswillen.

Ein wichtiges Instrument, um in Zukunft die Interdisziplinarität zu fördern. Ideal wäre eine Verordnung, dass jede Abteilung viermal im Jahr eine MoMo abhalten soll.

Aber: Bei allen Bemühungen bleiben immer wieder Fragen offen. Und leider, Perfektion gibt es nicht.

PROBLEM: MISSION: DESIGNERBABY

Die menschliche Evolution vollzog sich im Laufe von Jahrtausenden auf natürliche Art und Weise. Inzwischen sind Forscher theoretisch, aber auch praktisch in der Lage, in diesen Prozess einzugreifen. Mithilfe von Genveränderungen an Embryonen kann man dabei gezielt Einfluss auf die Entwicklung des Nachwuchses nehmen. Ob das ethisch vertretbar ist, wird immer wieder diskutiert. Die Befürworter verweisen darauf, dass beispielsweise Erbkrankheiten gestoppt werden könnten. Kritiker hingegen warnen vor der Entwicklung sogenannter Designerbabys. Eltern haben die Möglichkeit, sich ihr Wunschkind zusammenzubasteln. Sie bestimmen die Haarfarbe, die Augenfarbe oder die Intelligenz des Babys.

„Wollen Sie, dass ihre Tochter einen IQ über oder unter 120 haben soll, hm? Dann bitte hier unten ankreuzen. Auf der nächsten Seite finden Sie die Anti-Krebs-Versicherung, interessiert Sie so etwas?"

Bislang haben nur chinesische Forscher über Manipulationen am Erbgut von Embryonen berichtet. Mittlerweile ist klar, dass solche Versuche auch in den USA gemacht werden – angeblich mit weniger Nebenwirkungen.

Forscher konnten mit den Versuchen nachweisen, dass sich defekte Gene, die Krankheiten verursachen, sicher und effizient korrigieren lassen. Führt man die Genreparatur in der Keimbahn durch, wird nicht nur das einzelne Individuum geheilt, das defekte Gen kann auch nicht mehr an die nächste Generation vererbt werden. Die Erbkrankheit ist nicht mehr da.

Unter der Keimbahn versteht man die Abfolge von Zellen, die, beginnend mit der befruchteten Eizelle, im Laufe der Entwicklung eines Menschen schließlich zur Bildung seiner Keimdrüsen und der darin gebildeten Keimzellen führt – also entweder Eizellen oder Spermien.

In Deutschland und Österreich sind diese Experimente (noch) verboten.

Weder in China noch in den USA sind die genetisch modifizierten Embryonen ausgetragen worden. Sie wurden nach wenigen Tagen getötet.

Es scheint nur noch eine Frage der Zeit zu sein, bis der erste genetisch veränderte Mensch geboren wird.

In Großbritannien und Schweden hat der Gesetzgeber bereits grünes Licht für experimentelle Eingriffe am Erbgut menschlicher Embryonen gegeben. Die Wissenschaftler dort haben bislang aber noch nicht von Forschungserfolgen berichtet. Weltweit gibt es zu diesem Thema erst drei wissenschaftliche Publikationen – und die stammen alle aus China.

Wie weit der Forschungsweg noch sein wird, bis sich Erbkrankheiten mit einem gentechnischen Eingriff eliminieren lassen, ist derzeit noch nicht absehbar. Wenn dieses Ziel erreicht ist, wird es technisch auch möglich sein, Designerbabys mit verbesserten Eigenschaften zu erschaffen. Supermenschen.

Die Folgen wären: massive Überbevölkerung und die Bildung einer neuen Elite von optimierten Wesen. Superfrauen und Übermänner, die frei von Krankheiten sind und über besondere Kräfte und fantastische Fähigkeiten verfügen. Wir kennen das aus Science-Fiction-Filmen wie *X-Men*.

FALLBEISPIEL

Im April 2017 sorgten elf deutsche Wissenschaftler für Aufsehen, die in einem von der Nationalen Akademie der Wissenschaften verbreiteten Diskussionspapier eine Lockerung des Verbots der Embryonenforschung forderten. Auch in Deutschland solle ein Eingriff in die menschliche Keimbahn unter bestimmten Voraussetzungen erlaubt werden.

Die Forscher argumentieren, der wissenschaftliche Fortschritt sei so rasant, dass in absehbarer Zeit Genome Editing ohne Nebenwirkungen bei Embryonen durchgeführt werden könne. Und wenn es tatsächlich funktionieren sollte, Krankheiten per Genome Editing ohne Risiko zu heilen, so stellen die Wissenschaftler zur

Diskussion: Wäre es dann nicht ethisch angezeigt, diese Möglichkeit auch zu nutzen?

Lösungsansatz

Es reicht nicht, ein paar Ethikkommissionen ins Leben zu rufen, die mit erhobenem Zeigefinger vor dem Gott-Spielen warnen.

Gesellschaften müssen die roten Linien rechtzeitig ziehen, nicht erst, wenn die Technik marktreif ist.

Eine breitere ethische Ausbildung in unseren Schulen würde einen Ansatz zur Bewältigung dieser Sinnkrise bieten. Wir müssen früh lernen, nach dem Sinn und dem Glück und nach dem Richtigen zu fragen.

Auch im Medizinstudium sollte Ethik ein wichtiges Fach sein.

PROBLEM: MEDIZIN 4.0 – EIN SEGEN UND EIN FLUCH

Es wird uns suggeriert, dass bald alles möglich sein wird. Wir entfernen kranke Gene mit der CRISPR-CAS9-Technik. Wir erkennen frühzeitig Krankheiten mittels Chip- und Gentechnik und korrigieren Anomalien automatisch. Wir ersetzen Organe durch Künstliches aus dem Kühlschrank. Wir ersetzen defekte Extremitäten durch Bionics. Wir schaffen Brain-Machine-Interfaces, um die Kapazität des menschlichen Gehirns zu erweitern. Oder noch besser: Wir vereinen alle menschlichen Gehirne dieser Welt zur gemeinsamen Benutzung.

Die technologische Entwicklung der vergangenen Jahre hat uns direkt in die vierte industrielle Revolution geführt. Die Ära der Digitalisierung, in der wir längst leben, ist nicht mehr zu stoppen. Die Roboterchirurgie steckt zwar noch in den Kinderschuhen, aber unsere Fantasie, was alles möglich ist, enteilt unseren Fähigkeiten. Die Kurve der technischen Machbarkeiten und gleichzeitig der technologischen Neuerung steigt exponentiell an und ist kaum mehr begreifbar. Die Medizin hat reichlich unzusammenhängendes Detailwissen über äußere Vorgänge, Therapien, Diagnosemöglichkeiten. Doch das große Ganze versteht sie noch nicht.

Die Rolle der Natur mit ihrer Evolution ist zweitrangig. Die Frage nach *trial and error* und *survival of the fittest* stellt sich nicht mehr. Mit GNR-Technologie (*Genetic engeneering*, Nanotechnologie, Robotik) sind wir am besten Weg, die Optimierung des Körpers voranzutreiben. Der Mensch ist drauf und dran, seine Unzulänglichkeiten auszumerzen. Den menschlichen Makel. Die Frage ist nur, welchen Wesen wir dann in der Zukunft begegnen.

Dabei wissen wir immer noch so wenig über unseren Körper. Unser Bewusstsein ist der Medizin ein Rätsel. Wir versuchen das Gehirn zu digitalisieren und agieren so, als ob wir das Denken wie Musik in mp4-Dateien reduzieren und pressen könnten. Nur das, was wichtig erscheint, soll in die Cloud kommen. Upload, und gemma.

Bei all diesen Fantasien kommen wir mit den ethisch-moralischen Herausforderungen nicht klar, schon gar nicht mit den potenziellen

Gefahren. Weil die Möglichkeit bereits unsere Vorstellungskraft übersteigt. Der Mythos der Machbarkeit in der Medizin steigt, der Geist ist aus der Flasche. Die Medizin wird zum Religionsersatz und wir wollen glauben, dass alles machbar und alles gut ist.

Ist es nicht.

FALLBEISPIEL

Der 89-jährige Gottfried T. liegt seit einigen Wochen im Krankenhaus. Er war zuerst in der Intensivstation, wegen Herzschwäche und bösartiger Rhythmusstörungen. Nach einiger Zeit konnte man ihn auf die Normalstation verlegen.

Gottfried T. hat stark abgenommen, seine Beine tragen ihn kaum noch, ständig leidet er unter Atemnot. Sein Herz arbeitet nur noch minimal, zusätzlich beginnt sich die Nierenfunktion deutlich zu verschlechtern. Der behandelnde Arzt spricht viel mit dem Patienten und der Familie, bietet psychologischen und seelsorgerischen Beistand an, den der Sohn des Patienten ablehnt.

Gottfried T. beginnt sich auf das nahende Ende vorzubereiten und wird vom Team unterstützt. Mit seinem Sohn kann er über das Thema Tod nicht sprechen.

Der Sohn informiert sich im Internet über die verschiedenen technischen Möglichkeiten bei Herzversagen. Eine Herztransplantation, ein Kunstherz, eine Stammzellentransplantation, die gesamte moderne Medizin soll es, Gott verdammt noch mal, für Gottfried T. richten. Der Sohn redet mit dem Oberarzt, es folgen Gespräche mit dem Abteilungsvorstand. Er sieht letzten Endes ein, dass diese Techniken bei seinem gebrechlichen Vater nicht mehr zum Einsatz kommen können. Dass eine Herztransplantation bei einem 89-jährigen nicht möglich ist.

Tags darauf kommt er mit einer neuen Idee: „Baut's dem Papa doch ein Affenherz ein."

Lösungsansatz

Fortschritt ist wichtig, keine Frage. Niemand verschließt sich den Neuerungen, niemand kehrt der Zukunft den Rücken. Die Mediziner sollten nur lernen, mit den Möglichkeiten und technologischen Entwicklungen der vierten industriellen Revolution, soweit wir sie kennen und einschätzen können, bewusst umzugehen.

Oft führt ein Mangel an Wissen und Perspektiven zu Mythen und Machbarkeitsfantasien, die einem religiösen Zugang zu existenziellen Fragen entsprechen.

Medizin ist kein Religionsersatz, sie muss das durch klare Positionierung, klare Fragen und Antworten transparent machen. Und sie muss die Menschen dazu bringen, die Welt realistisch zu sehen.

KAPITEL VIER

DAS LEBEN DES ARZTES

Schauen wir mal durch die Augen des Arztes. Mit welchen Problemen werden Mediziner in ihrem Beruf konfrontiert? Als Patient weiß man oft gar nicht, was hinter den Kulissen alles passiert. Die größte Misere sind der Ärztemangel und die Abwanderung der Hausärzte vom Land. Aber es geht auch um ethische Fragen, die sich der Arzt stellen muss.

Als Arzt braucht es nicht nur eine profunde, langjährige Ausbildung, die viel Lernwillen verlangt, es ist auch ein robustes Nervengeflecht vonnöten, um im Alltag, vor allem im Spitalsalltag, zu überleben. Manche Krankenhäuser sind Schlangengruben. Sie zeichnen sich durch eitles Gezanke und rigide Hierarchie-Spielchen unter den Ärzten aus. Stress ist der einzige Freund, er hält auf Trab. Viele Leute können mit diesem Druck nicht umgehen und nehmen sich aus dem Spiel, um nicht zerquetscht zu werden oder selber in der Psychiatrie zu landen.

Die Mär vom reichen Arzt, der mit seiner Jacht zum nächsten Golfplatz schippert oder im Sommer schaut, was die Villa an der Riviera macht, ist überholt. Der neue Aston Martin geht sich längst nicht mehr aus. Gute Ärzte verdienen gut, das ja, aber Millionen scheffelt so gut wie niemand. Viele Ärzten, vor allem Praktische Ärzte, ringen vielmehr damit, ihren Kleinstbetrieb aufrechtzuerhalten. Sie cashen nicht ab auf Teufel komm raus, im Gegenteil, sie müssen schauen, dass sie betriebswirtschaftlich klarkommen, damit sie nicht der Teufel holt.

PROBLEM: UNGLEICHES VERHÄLTNIS DER ÄRZTE

Das Gleichgewicht zwischen Allgemein- und Fachärzten ist gekippt. Mittlerweile gibt es mehr Spezialisten als Generalisten. Die Zahl der Fachärzte steigt rapide an, von 1960 bis 2018 hat sie sich fast versiebenfacht. Auf der anderen Seite sind im gleichen Zeitraum nur etwas mehr als doppelt so viele Allgemeinärzte dazugekommen.

In Wien fehlt es an Kassenärzten: 2010 gab es 1.745 Kassenärzte in allen Fachrichtungen, acht Jahre später nur mehr 1.606. Also 139 Kassenärzte allein in der Bundeshauptstadt weniger. Im gleichen Zeitraum ist die Bevölkerung um 200.000 Menschen angestiegen.

Zusätzlich gibt es immer mehr Wahlärzte, wodurch die Entwicklung zur Zweiklassenmedizin fortschreitet.

Das liegt unter anderem daran, dass sich die Ärzte an der Nachfrage orientieren. Momentan geht der Trend in Richtung Alternativ- und Komplementärmedizin. Außerdem suchen Patienten das Gespräch, wo die Allgemeinmediziner schlecht abschneiden, weil sie immer weniger Zeit für deren Anliegen haben.

Die Zahl der Wahlärzte hat sich in den vergangenen Jahren sogar verdoppelt. Wahlärzte spielen eine wichtige Rolle in der Gesamtgesundenversorgung, aber letztlich sind sie nicht in die Gesamtversorgung eingebunden. Für die Gebietskrankenkasse ist die Wahlärzte-Lösung wesentlich günstiger, weil sie ein Honorar bezahlt und der Patient den Rest selbst bezahlen muss. Die Wahlärzte sind weder an Öffnungszeiten gebunden, noch in das Dienstmodell der niedergelassenen Ärzte integriert. Als Wahlarzt kann man anbieten, was der Patient an Nachfrage wünscht. Privat ist privat.

Das System Krankenhaus ist nur ein Teil des Gesundheitssystems. Auch niedergelassene Ärzte haben große Systemprobleme. Für sie als Unternehmer ist es immer schwieriger, eine Ordination überhaupt kostendeckend zu führen. Mitarbeiter, Betriebskosten und Steuern müssen bezahlt werden. Und irgendwo sollte für den Arzt selbst auch noch etwas übrig bleiben. Es gibt die ständige Forderung nach mehr Zeit für den Patienten, gleichzeitig müssen aber genügend Krankenscheine gesammelt werden, um wirtschaftlich überleben zu können. Wer denkt schon darüber nach. Die e-Card herzugeben, suggeriert dem Patienten eine Art der Bezahlung, die gar nicht dahinter steht.

Das macht den Beruf niedergelassener Ärzte für junge Ärzte auch so unattraktiv. Dazu kommen die Kosten für die Ordination; allein die Anschaffung medizinischer Geräte verschlingt Unsummen. Noch ein Grund, warum viele junge Ärzte den Schritt in die Selbstständigkeit nicht wagen wollen. Und lieber ins Ausland gehen. Dort zahlen die Spitäler deutlich mehr an die Ärzte als in Österreich.

Auch die niedergelassenen Ärzte im Ausland bekommen für die gleiche erbrachte Leistung am Patienten mehr bezahlt als hierzulande. Die Krankenkasse wiederum vergütet die Ärzte in Österreich nach einem alten Entlohnungsschema, erwartet aber eine zeitgemäße medizinische Leistung. Wie der Arzt das schaffen soll, interessiert niemanden. Deshalb wird der geneigte Mediziner lieber Privatarzt.

Wahlärzte sind überwiegend in einkommensreichen Gebieten angesiedelt, sprich in Städten, wodurch sich der Ärztemangel am Land ebenfalls verschärft.

Es reicht ein Blick in die Ausbildung der Jungärzte, um das Problem deutlich zu erkennen. Beispielsweise bei Anästhesisten: Allein in den vergangen fünf Jahren ist die Zahl der Anästhesisten um rund 20 Prozent auf 3.000 Personen gestiegen. Wurden 2010 noch 90 Fachärzte auf diesem Gebiet neu anerkannt, war es 2017 schon ein Drittel mehr. Trotz der Zuwächse müssen wir feststellen, dass es schon jetzt zu wenige Fachärzte der Anästhesie und Intensivmedizin gibt.

Die Situation wird sich weiterhin verschärfen. In den nächsten vier bis fünf Jahren erreichen jährlich zwischen 130 und 150 Anästhesisten das Pensionsalter. Momentan sind etwa 700 Kollegen in der Ausbildung zum Facharzt. Pro Jahr gibt es durchschnittlich 120 neue Facharztanerkennungen. Das alles reicht aber nicht, um den drohenden Abgang zu kompensieren.

Ein Grund liegt bei den Krankenhäusern. Sie haben nicht das Potenzial, um regelmäßig neue Fachärzte auszubilden. Die Ausbildungsstellen sind auch regional abhängig. In Tirol ist die Nachwuchspflege mit vierundzwanzig Prozent (Anteil Assistenten in Ausbildung zu Fachärzten) am höchsten. In Oberösterreich, Salzburg und Kärnten liegt die Quote bei jeweils zwanzig Prozent. Schlusslichter sind Niederösterreich, Wien und das Burgenland mit jeweils siebzehn Prozent und Vorarlberg mit nur dreizehn Prozent. Die durchschnittliche Ausbildungsquote in Österreich liegt bei neunzehn Prozent. Wir brauchen aktuell beispielsweise eine Erhöhung der Zahl derAnästhesisten um 25 Prozent, damit der altersbedingte Abgang kompensiert werden kann.

Ausbildung kostet Geld. Deswegen bilden Privatkliniken deutlich weniger Ärzte aus, sondern stellen gut ausgebildete Fachärzte an.

FALLBEISPIEL

Hubert S., 31, arbeitet seit einigen Jahren in einem Bezirkskrankenhaus und macht eine Facharztausbildung. Das Krankenhaus ist bekannt für sein gutes Ausbildungsklima und hat schon seit Jahren ein Mentorenmodell eingeführt.
Dabei werden junge Kollegen während ihrer Ausbildungszeit von erfahrenen Ärzten begleitet und gecoacht. Auch kann Hubert S. zu speziellen Kursen fahren und wird dafür vom Arbeitgeber finanziell unterstützt. Die Facharztprüfung schafft er mit Bravour. Schon einen Monat, nachdem er das Facharztdiplom erhalten hat, fragen erste Krankenhäuser bei ihm an, ob er nicht bei ihnen als Facharzt beginnen möchte. Das dritte Angebot ist so lukrativ, dass er wechselt.
Zurück bleiben frustrierte Kollegen, die wieder von vorne beginnen müssen, um ein qualitativ hochwertiges ärztliches Stammteam aufzubauen.
„Schade um ihn“, sagt jemand, „aber ich kann’s verstehen.“

Lösungsansatz

Um die Pensionsabgänge zu kompensieren, müssen die Arztberufe, in denen ein Mangel herrscht, wieder attraktiv werden. Sowohl für Fachärzte als auch für niedergelassene Ärzte. Für junge Menschen bergen besonders die Bereiche Anästhesie, Intensivmedizin, Notfallmedizin, Schmerztherapie und Palliativmedizin ein hohes Potenzial. Das muss man freilich schon im Studium entsprechend vermitteln.

Und es geht um Geld. Im aktuellen Medscape-Bericht ist der Gehaltsreport 2019 veröffentlicht. Der zeigt die finanzielle Situation von Ärzten in Deutschland: Im Schnitt verdient ein Arzt im Jahr 148.000 Euro brutto. Das ist eine Steigerung von 18 Prozent in den vergangenen zwei Jahren. Frauen bekommen deutlich weniger. Interessanterweise verdient ein deutscher Hausarzt mit 166.000 Euro brutto im Jahr mehr als ein angestellter Facharzt mit 144.000 Euro vor Steuern.

Laut österreichischem Finanzministerium verdient ein Allgemeinmediziner mit eigener Praxis im Durchschnitt nur 3.500 Euro netto im Monat. Mit Fortbildungen und Spezialisierung auf einen Fachbereich kann der Arzt rund 5.500 Euro netto erreichen. Ein Turnusarzt im LKH Leoben verdient rund 3.000 Euro brutto monatlich. In Wien sind die Verdienstmöglichkeiten deutlich höher. So erhält ein Assistenzarzt im AKH 6.400 Euro brutto. Als Facharzt kommt man im ersten Dienstjahr auf 7.500 Euro brutto.

Im Durchschnitt erhalten Ärzte in Österreich ein Jahresgehalt von 94.000 Euro brutto.

Bei der Allgemeinmedizin braucht es weniger den finanziellen Anreiz als vielmehr eine Qualitätssteigerung. Dem Arzt muss genug Zeit gewährt werden, um seine Patienten entsprechend zu betreuen und zu behandeln.

Ein scheinbar kleiner Bereich, der große Auswirkungen hat, sind die EKGs. Derzeit darf nur eine gewisse Anzahl verordnet werden, das muss man abschaffen. Möglich wäre eine Zahlung der Leistungsstunden wie im Krankenhaus. Diese Bezahlung würde auch dem sozialen Kontakt, dem Zuhören, Raum geben.

PROBLEM: KEINE REGELUNG FÜR PRAKTISCHE ÄRZTE

Es ist bedenklich, dass es in Österreich den Facharzt für Allgemeinmedizin *nicht* gibt. Es gibt zwar bereits Versuche, einen solchen Facharzt einzuführen, aber bis jetzt wurde das nicht umgesetzt; ein Arzt für Allgemeinmedizin darf nach österreichischem Recht derzeit alles machen. Sogar Herzoperationen oder Plastische Chirurgie.

Wenn ein Arzt für Allgemeinmedizin Facharzt für Allgemeinmedizin wäre, müsste man das Leistungsspektrum definieren, und dazu besteht derzeit keine Bereitschaft.

FALLBEISPIEL

Otto S. hat seit zehn Jahren Wirbelsäulen-Beschwerden. Er wurde schon zwei Mal an der Wirbelsäule operiert. Er ist 58 Jahre alt, Sozialarbeiter, will unbedingt arbeiten.

Dafür muss Otto dauernd Medikamente nehmen. Er ist privat versichert.

Der Arzt stellt fest, dass er von einer, wie er es so hübsch nennt, intradiskalen Elektrothermokoagulation profitieren würde. Otto versteht kein Wort.

„Ich mache das für Sie, keine Sorge“, sagt der Arzt. „Danach geht es Ihnen besser, Sie werden sehen, keine Schmerzen.“

Der Eingriff wird in der Privatklinik durchgeführt.

Nachdem Otto S. eine gute und anhaltende Schmerzlinderung erfahren hat, ändert sich die Situation zum Schlechten.

Da ist es wieder, dieses heftige Ziehen in der Wirbelsäule.

Der Eingriff muss wiederholt werden, viermal in den nächsten drei Jahren.

Lösungsansatz

Ärzte für Allgemeinmedizin dürfen alles machen, ohne für diesen Eingriff die Befähigung nachweisen zu müssen.

Anästhesisten, die die Skills nachgewiesen haben und auch das Training in diesem Bereich, dürfen diese Eingriffe nicht durchführen.

Wünschenswert wäre hier, dass Entscheidungen nicht nach Befindlichkeiten, sondern gemäß Ausbildungserfordernis getroffen werden, sprich Erfahrungen, Kenntnisse und Fertigkeiten. Die Eingriffe sollten nicht gemacht werden, um damit Geld zu verdienen, sondern nur, wenn der Patient es braucht. Sowohl die medizinische Verschreibung als auch die berufspolitische Entscheidung muss objektiv und nachvollziehbar sein. Und nie zum Schaden der Patienten.

PROBLEM: DIE JUNGEN MEDIZINER WOLLEN NICHT AUFS LAND

Die Statistik sagt, wir hätten keinen Ärztemangel. Wenn man sich die Situation der Patienten anschaut, wird klar: Natürlich haben wir einen. Viele Ärzte wollen nicht aufs Land.

Wenn man aufs Land will, muss man sich in die Gemeinde integrieren, zum Beispiel bei der Feuerwehr sein. Wenn die Ärzte aber nur während der Ordinationszeiten in der Gemeinde sind, dann gibt es keine Integration. Das frustriert.

Dazu kommt das veraltete Honorarsystem. Eine limitierte Anzahl von EKGs wird einem Kassenarzt gezahlt, ein halbstündiges Gespräch aber nur in Ausnahmefällen. Um auf seine Kosten zu kommen, muss er hier Masse bei Leistungen machen.

Ein zusätzliches Problem, warum junge Ärzte nicht in den niedergelassenen Bereich gehen, ist, dass man lieber im Krankenhaus bleibt. Im geschützten Bereich. Da meist mehrere Ärzte eines Faches im Dienst sind und man hier Entscheidungen treffen kann, die so gut wie keine Konsequenzen haben. Wenn man allein ist, muss man die Entscheidung allein treffen und die Folgen selbst tragen.

FALLBEISPIEL

Roberta T., 68, hat ein Kolonkarzinom mit Metastasen im Bauchbereich. Sie hat eine große Familie und will ihre letzten Stunden zu Hause verbringen. Die Schmerzen sind so stark, dass sie es fast nicht mehr aushält.

Kein Arzt im niedergelassenen Bereich war erreichbar, weil der Hausarzt auf Urlaub gefahren war und die Gemeinden in der Umgebung keinen praktischen Arzt mehr haben. Drei Stunden Suche – vergeblich. Am Ende wurde der Abteilungschef des Krankenhauses, ein Bekannter der Familie, zugezogen. Er erzählt Folgendes:

„An einem Mittwochnachmittag erhielt ich einen Anruf, vom Sohn der Familie, den ich kannte. Das Haus war ungefähr zwanzig Kilometer von der Stadt entfernt, auf einem Berg. Der Sohn sagte, seine Mutter habe so starke Schmerzen, die ganze Familie sei versammelt und sie wolle zu Hause bleiben. Es war nicht möglich, eine Vertretung zu bekommen, da der behandelnde Hausarzt in Spanien war. Ich nahm sofort alle Medikamente mit, Morphin und auch dementsprechendes Material und fuhr zur Patientin. Vor Ort legte ich ihr einen Venenweg, gab ihr Morphin. Da eine Tochter diplomierte Pflegekraft war, gab ich ihr Medikamente zum Nachinjizieren. So konnte Roberta T. die letzten zwei Stunden zu Hause verbringen und in Ruhe entspannt einschlafen.“

Lösungsansatz

Der Ansatz, der derzeit verfolgt wird, ist eine Unterstützung der Ärzte mit Startkapital als Anreiz, eine Praxis zu eröffnen. Ein erster Schritt. Man muss sich neue Finanzierungssysteme für niedergelassene Ärzte überlegen und auch bessere Konditionen schaffen, um die Ärzte wieder in das Gesellschaftssystem am Land zu integrieren. Man muss aber auch die Menschen finden, die sich integrieren lassen.

Positives Feedback fördert für den Arzt die Motivation, diesen schwierigen Weg zu gehen.

Hausarzt zu sein, heißt, dass man dort zu Hause ist, wo die Patienten wohnen, eingebunden in den Ort, in das Gesellschaftsleben. Landarzt. Dorfarzt. Ein wichtiges Mitglied des sozialen Mikrogefüges. Ein Held mit Stethoskop.

PROBLEM: DER LANDARZTBERUF WIRD NICHT GEFÖRDERT

Das Versagen des Hausarzt-Systems beginnt schon im Medizinstudium. Es kommen jene durch die Aufnahmeprüfung, die kognitiv am fähigsten sind. Soziale und emotionale Kompetenzen werden nur theoretisch abgefragt und nicht praktisch überprüft. Wir brauchen in der Medizin aber Menschen mit Empathie und Mitgefühl.

Studierende werden bei den Aufnahmetests nach den falschen Kriterien aussortiert. Komplexe Rechenbeispiele sagen nichts über die Fähigkeit aus, mit einem Menschen umzugehen. Eine Rot-Kreuz-Mitarbeiterin würde die perfekten Voraussetzungen haben, sie scheitert trotzdem an dem Aufnahmetest. Wie kann das sein? Weil die falschen Fragen gestellt werden. Das System ist nicht gerecht, sondern einseitig ausgerichtet.

Wir bekommen Ärzte, die Schwierigkeiten haben, Verantwortung zu übernehmen. Das muss man aber, vor allem im Beruf als Landarzt. Man sieht es bei der Ärztegeneration, die das aktuelle Studiensystem durchlaufen hat. Sie erwartet auch nach der Ausbildung, dass weiterhin alles hübsch vor- und aufbereitet wird. Es ist, als würde man angeleitet, nur im Strom mitzuschwimmen, aber nie die Richtung zu ändern.

Dabei ist es in der Ausbildung zum Arzt für Allgemeinmedizin essenziell wichtig, Jungärzte zu motivieren, eigenständige Entscheidungen zu treffen.

Das ist im niedergelassenen Bereich erforderlich. Nur Therapien zu verschreiben, wie sie oft vom Krankenhaus vorgegeben werden, kann zu einer Überfrachtung an Therapien und Medikamenten führen. Hier sind das Wissen und die Erfahrung des Hausarztes gefragt. Er ist der Einzige, der die Menschen und ihre Wehwehchen kennt. Er ist der Einzige, der ihre Wünsche, Sorgen und Ängste mit in ein ganzheitliches Konzept einfließen lassen kann. Er ist der Arzt des Vertrauens.

FALLBEISPIEL

Lisi T., 20, arbeitet beim Roten Kreuz. Mittlerweile hat sie eine Position in der Bezirksstelle.
Sie möchte sich weiterbilden und tritt zur Aufnahmeprüfung in Medizin an. Sie fällt durch. Lisi T. gibt nicht auf. Sie will es mit Chemie probieren und schreibt sich ein. Sie bricht das Studium ab, weil sie kein Interesse an Eprouvetten hat. Eigentlich hilft sie lieber Menschen.
Sie sieht beim Roten Kreuz keine Zukunftschancen und wechselt den Beruf. Obwohl sie geeignet gewesen wäre, sogar am Land verwurzelt.
Stattdessen: Lisi T. heiratet den Sepp. Beide ziehen nach Wien und lesen in der Zeitung von einem Ärztemangel. Lisi zuckt die Schultern. „Mich wollten sie nicht."

Lösungsansatz
Um unter den Medizinern in Zukunft nicht nur die rational Fähigsten zu haben, sondern auch die Empathischen, die Fürsorglichen, ist es sinnvoll, das Prüfungssystem nicht bloß auf kognitives Wissen auszurichten. Wichtig wäre, darauf zu schauen, ob ein angehender Prüfungskandidat beispielsweise vorher in einem Pflegeheim mitgearbeitet, sich als Rettungsfahrer engagiert oder eine andere soziale Leistung im medizinischen Bereich erbracht hat. Das würde einen persönlichen Zugang zu dem Thema zeigen und könnte auf einem Punktekonto gutgeschrieben werden, das dann zum theoretischen Ergebnis addiert wird.

Denn im medizinischen Alltagsleben geht es um Praxis, nicht nur um Theorie. Die Theorie ohne praktische Evaluierung ist wie ein Sprung aus dem Flugzeug – viel Freude, aber kein Fallschirm.

PROBLEM: ZWISCHEN LEBEN UND ETHIK

In der Medizin müssen Ärzte manchmal Entscheidungen treffen, die für den Außenstehenden nicht einsichtig oder grenzwertig sind.

Fachliteratur leistet Unterstützung: Die von Tom Lamar Beauchamp und James F. Childress 1977 formulierten vier ethischen Prinzipien gelten als Standard für den Umgang mit Patienten. Diese medizinethischen Prinzipien sind ein Versuch, auf institutioneller Ebene Beziehungsklarheit zwischen Arzt und Patient herzustellen.

Erstens: Wohltun. Kommt vom Benefizprinzip, dem Wohltätigkeitsprinzip, der Fürsorge. Es beinhaltet die Verpflichtung, Gutes zu tun, zum Wohl des Kranken zu handeln.

Zweitens: Nichtschaden. Kommt vom Non-Malefizprinzip. Es ist das Nichtschadengebot, die Verpflichtung, Schlechtes abzuwehren, nicht zu schaden.

Drittens: Autonomie. Es ist das Prinzip des Respekts vor der Selbstbestimmung. Die Verpflichtung, die individuelle Persönlichkeit und deren Recht auf unabhängige Selbstbestimmung zu respektieren, wenn es um deren eigene Lebensprojekte sowie physische und psychische Integrität geht.

Viertens: Gerechtigkeit. Das heißt, die Verpflichtung, Diskriminierung zu vermeiden und nicht auf Grundlage irrelevanter Merkmale zu unterscheiden. Die Verpflichtung, Ressourcen gleich und nicht willkürlich zu teilen. Kurz: die Verteilungsgerechtigkeit.

Diese Prinzipien sollten in der Medizinethik angewandt werden. Besonders hervorzuheben beim Thema Ethik sind Organspenden oder Behinderungen.

In Österreich herrscht nur ein sogenanntes Widerspruchsrecht, das heißt, es besteht eine grundsätzliche Zustimmung zur Organentnahme im Fall des Falles. Nur wer dem bewusst widerspricht, entscheidet sich rechtlich dagegen. Deshalb gibt es in Österreich mehr Organspenden, um Menschenleben zu retten. Kärnten ist führend, was die Organentnahme betrifft. In dem Bundesland beispielsweise kümmern sich Oberärzte oder der Chef um dieses heikle Thema. Die leitenden Ärzte in den Krankenhäusern gehen aktiv in Gespräche mit potenziellen Spendern oder deren Familien. Wichtig ist der sensible Umgang. Sie können vermitteln und darauf achten, dass kein Missbrauch betrieben wird. Es geht darum, dass Menschen, auch wenn sie unter tragischen Umständen versterben, noch anderen Menschen helfen können. Etwa einem Patienten, der nicht mehr drei Mal in der Woche zur Dialyse muss, wenn er eine Niere transplantiert bekommt.

Für die österreichischen Patienten, die auf der Transplantationsliste warten, ist es ein Segen, dass es hier nicht das Recht der Einwilligung zur Organspende gibt, sondern das Widerspruchsrecht, das von vielen Menschen nicht in Anspruch genommen wird, und man den Angehörigen in Gesprächen den Fall erklären kann.

Das heißt, man bezieht alle mit ein. Wenn es der Wunsch war, im Todesfall kein Organ spenden zu wollen, wird das respektiert. Ein Widerspruch zur Organspende von Angehörigen kommt in fünf Prozent der Fälle vor. Jeder Zwanzigste ist also dagegen.

Die Medizinethik greift auch bei Behinderungen, wie das folgende Beispiel zeigt.

FALLBEISPIEL

Rebecca A., 18, hat Cerebralparese. Den Eltern hat man nach der Geburt gesagt, das Mädchen werde nur wenige Jahre leben. Die Mutter hat sie aber bis zum 17. Lebensjahr gut betreut, erst dann wurde sie, wie man das in der Arztsprache nennt, intensivpflichtig.

Die Eltern haben eine enge Beziehung zum Kind. Die Betreuung unter schwierigsten Bedingungen bindet.

Hier muss man ethisch anders entscheiden. Hier kann man nicht sagen, aufgrund der Grunderkrankung gibt es keine Therapie mehr, weil es keine Heilung oder Hoffnung auf Überlebenschancen gibt. Da muss man das ganze Umfeld betrachten. Die enge Beziehung der Eltern zum Kind beachten. Es wurde entschieden, das Mädchen zu behandeln, „als ob es geistig gesund wäre“, und ihm alle intensivtherapeutischen Maßnahmen zukommen zu lassen. So konnte Rebecca A. die Intensivstation wieder verlassen und zu Hause noch ein halbes Jahr leben.

Lösungsansatz

Es gibt also Ausnahmen in der medizinischen Behandlung. Man kann sich nicht immer von der Grunderkrankung und von Multimorbiditäten leiten lassen, man muss den Blick im Weitwinkel haben, das soziale Umfeld verstehen und in die Entscheidung einfließen lassen.

Jedes Krankenhaus sollte ein Ethikboard haben, eine Kommission, in der Mediziner, Pflegekräfte, Psychologen, Sozialarbeiter, Therapeuten zusammenarbeiten und bei ethisch schwierigen Entscheidungsfragen konsiliarisch zu Rate gezogen werden können. Trotzdem muss der Arzt, mit der Unterstützung durch die Beratung des Boards, die Entscheidung immer selbst treffen.

Aus der Anwendung der vier Prinzipien stellen sich automatisch sowohl für den Arzt als auch für den Patienten einige Fragen. In Bezug auf die vier Prinzipien sieht das so aus:

Wohltun: Woran erkennt der Arzt, was einem Patienten nützt, was das individuelle Wohlbefinden des Patienten ausmacht? Weiß es der Patient? Kulturelle, religiöse, familiäre Prägungen und Lebenserfahrungen machen den Unterschied aus.

Nichtschaden: Was muss der Arzt tun oder unterlassen, um einem Patienten nicht zu schaden? Das hängt mit Erfahrung und dem Einfühlungsversmögen des Arztes zusammen. Weiß es der Patient, was ihm schaden könnte, und kann er es vermitteln?

Autonomie: Woran erkennt der Arzt, wo die Autonomie und Selbstbestimmung des (potenziellen) Patienten beginnt und wo sie endet? Was bedeutet Selbstbestimmung für den Patienten? Vorsorgevollmacht und Patientenverfügung allein sind zu wenig.

Gerechtigkeit: Bei der Ausübung von Gerechtigkeit steht der Arzt bald an den Grenzen des medizinisch und ökonomisch Möglichen.

Oft erscheint die Anwendung dieser medizinethischen Prinzipien für den Arzt wie ein Griff in den Pudding, wenn seitens des Patienten keinerlei Eigenverantwortung erkennbar ist, er keine Klarheit über sich, sein Leben und damit verbundene Entscheidungen hat.

Der Arzt kann nur aus seinem Wissen und Gewissen heraus handeln, das möglicherweise nicht mit den Interessen des Patienten vereinbar ist. Hier trifft Medizinethik auf Patientenethik. Das braucht Gespür und Feinsinn.

Mehr dazu gibt es im Anhang im „ÖGARI Ethik-Manifest für eine menschlichere Medizin".

PROBLEM: DER MACHBARKEITSWAHN

Die Menschheit schreit nach Optimierung und nach Unsterblichkeit. Sie weiß nicht, was sie damit anfangen soll. Wir haben uns in einen Fortschrittswahn verrannt, mit dem wir menschlich nicht mehr Schritt halten können. Wir rennen nur nach vorne und wissen nicht, wo das ist oder hinführt. Wir sind orientierungslos und wollen alles erreichen. Und die Medizin verspricht uns ewiges Leben.

Wir diskutieren im Wollen und Streben nach universeller Machbarkeit den Einsatz von Gentechnologien und malen gleichzeitig die Gefahren dieser Anwendungen mit düsteren Farben an unsere Wände.

Wir beschwören die Großartigkeit der Anwendungen von künstlicher Intelligenz und wollen nicht wahrhaben, dass wir dabei den Geist aus der Flasche gelassen haben und nicht mehr in der Lage sind, ihn wieder hineinzustopfen.

Es gelten keine globalen Moralregeln. Was machbar ist, wird angewendet. Was machbar erscheint, wird versucht, bis es machbar ist. Und wenn nicht bei uns, dann in den USA, wenn nicht dort, dann in China.

FALLBEISPIEL

Maria D., 70 Jahre, raucht dreißig bis vierzig Zigaretten pro Tag. Sie hat eine weit fortgeschrittene Lungenerkrankung, ist sauerstoffabhängig und der Gefäßzustand ist durch massive Verkalkungen schwer beeinträchtigt. Sie kann nur mehr kurze Strecken gehen, braucht einen Rollator und hat ein beginnendes Nierenversagen. Wenn man mit ihr spricht, will sie alle Therapiemaßnahmen auf der Intensivstation in Anspruch nehmen. Maria D. will eine künstliche Niere.

„Ja", sagt sie keuchend, „das ist gut."

Falls sich die Lunge verschlechtert, will sie eine Beatmung.

„Ich schaffe das. Sie helfen mir, ja?"

Sie will mit aller Kraft, dass ihr Leben verlängert wird.

Nach zweiwöchigem Stationsaufenthalt verschlechtert sich ihr Zustand. Maria D. muss beatmet werden. Die Niere wird ersetzt.

Wieder vergehen zwei Wochen. Trotz Beatmungsmaschine und künstlicher Niere kommt es zu keiner Besserung.
Es stellt sich die ethische Frage: Verlängern wir das Leben oder verlängern wir das Sterben?
Jemand muss eine Entscheidung treffen.

Lösungsansatz

Evidence Based Medicine (EBM), evidenzbasierte Medizin, ist jener Ansatz in der Heilkunst, der sich mit Studienergebnissen, Daten und Fakten, sprich mit dem aktuellen Wissen in der Medizin befasst. Es geht aber nicht nur um das Wissen, sondern auch um Erfahrung und Kommunikation. Das Zusammenwirken von drei Faktoren macht das Arzt-Sein aus, und die gilt es zu beachten.

Erstens: Die erforderliche Geisteshaltung, die notwendig ist, um EBM zu verstehen und anzuwenden. Hier sind ein offenes Klima, eine dynamische und lernende Organisation plus internes Benchmarking wichtig, damit ein flexibles und rasches Reagieren möglich ist.

Zweitens: Das Erlernen der notwendigen Skills. Das heißt, die notwendigen Werkzeuge der EBM müssen im klinischen Alltag problemlos anwendbar sein. Das betrifft vor allem den richtigen Umgang mit Studien und Analysen, das Kennen der Parameter und Merkmale und den Umgang mit Internettools, um die bestmögliche *Evidence* zu finden. Die erforderlichen Werkzeuge werden durch Schulungen und Fortbildungen vermittelt.

Drittens: Der Faktor Knowledge. Das heißt, der Arzt lernt immer weiter dazu und ist in der Lage, das umfangreich erworbene Wissen einzuordnen. Die erworbene Erfahrung ist gekoppelt mit Wissen und Kompetenz.

Die internationale Kampagne *Choosing Wisely* („Gemeinsam klug entscheiden“) weist darauf hin, dass *mehr* nicht immer *besser* ist. Das gilt besonders bei älteren Menschen. Bei der Kampagne wählte man fünf Therapien aus, die wenig bis gar keinen Nutzen hatten, sogar schadeten. Das soll dem Arzt mehr Sicherheit geben, die Behandlung durchzuführen, die er als ideal empfindet.

Aus der Kampagne sind für die Geriatrie folgende Empfehlungen hervorgegangen:

Erstens: Harnkatheter sollen, wenn möglich, vermieden und möglichst bald wieder entfernt werden, falls ein solcher Einsatz wirklich notwendig ist.

Zweitens: Eine PEG-Sonde – das ist eine Ernährungssonde, die direkt in den Magen durch die Haut eingeführt wird –, soll bei Menschen mit weit fortgeschrittener Demenz nicht gelegt werden. Im Vergleich zur Unterstützung beim Essen haben Magensonden keinen Vorteil bei Menschen mit Demenz und bergen sogar Gesundheitsrisiken.

Drittens: Psychopharmaka sind kein geeignetes Mittel zur primären Behandlung von Verwirrtheit und Unruhe bei Menschen mit Demenz. Sie sollten möglichst vermieden werden. Zuerst die Ursache der Verhaltensstörung untersuchen und behandeln (zum Beispiel den Schmerz).

Viertens: Früherkennungsuntersuchungen, vor allem für Brustkrebs, Darmkrebs, Prostata- und Lungenkrebs, bergen bei älteren Menschen Risiken. Vor- und Nachteile müssen genau abgewogen werden. Die Lebensqualität ist ein ebenso wichtiges Ziel wie die Lebensverlängerung.

Fünftens: Bakterien im Harn erfordern nicht zwangsläufig Antibiotika. Sie sollen nur bei Beschwerden und in speziellen Fällen eingesetzt werden.

Dazu gibt es übrigens ein schönes Sprichwort: Man soll dem Leben nicht mehr Jahre, sondern den Jahren mehr Leben geben.

KAPITEL FÜNF

DAS SPIEL DER PHARMAINDUSTRIE

Die Pharmaindustrie hat die Medizin fest im Griff. Immerhin produziert sie die Medikamente, die der Arzt seinen Patienten verschreibt. Und das wird teilweise ausgenützt. Den Konzernen leuchten die Dollar-Zeichen in den Augen, speziell bei neuen, oft sehr hochpreisigen Medikamenten. Das geht so weit, dass Studien in Richtungen gedeutet werden, um Krankheiten erfinden zu können, die es wiederum möglich machen, den Markt mit neuen Medikamenten zu überfluten. Als Schlusslicht steht der Patient, der nicht mehr weiß, ob er krank ist und wenn ja, welches Medikament wann und wie wirkt. Am besten gleich mehrere, sicher ist sicher.

PROBLEM: BURN-OUT – DIE MODEKRANKHEIT

Krankheiten werden erfunden. Das ist Fakt.

Disease Mongering nennt sich das, wörtlich: „Handel mit Krankheiten“. Es ist eine spezielle Form der Pathologisierung, indem man seltene Symptome als grassierende Krankheiten darstellt (etwa Erektionsstörungen), normale Lebensvorgänge als medizinisches Problem verkauft (zum Beispiel Haarausfall), leichte Symptome als Vorzeichen schwerer Leiden aufbauscht (Restless-Legs-Syndrom), persönliche und soziale Probleme in medizinische Probleme umdeutet (Soziophobie) oder Risiken als Krankheiten verkauft (geringe Knochendichte wird zu Osteoporose).

Ganz hoch im Kurs steht die Modekrankheit schlechthin: Burnout. Der Grund, warum Menschen nicht mehr zur Arbeit gehen und in den Krankenstand geschickt werden, ja sogar in die Invalidität und Arbeitsunfähigkeit fallen.

Das heißt nicht, dass Burn-out erfunden ist.

Es ist ein ernst zu nehmendes Phänomen unserer leistungsorientierten Gesellschaft. Trotzdem werden damit mehr Leute diagnostiziert als nötig.

Grundsätzlich kann man Burn-out so beschreiben: Im Leben brennen mehrere Flammen: für den Beruf, privat, im Freundeskreis … Wenn eine Flamme erlischt, der Beruf zum Beispiel, dann ist man nicht im Burn-out, weil die anderen Flammen noch brennen. Diagnostiziert wird es trotzdem schon. Und die Pharmaindustrie bietet natürlich die richtige Pille dafür an.

Problematisch wird es erst, wenn man nur mehr eine Flamme hat, eben den Beruf, und diese Flamme erlischt.

Weil man seine Arbeit immer als Bestätigung seines Lebens gesehen hat. Ein halbes Leben lief man ausschließlich im Hamsterrad. Und dann fällt man raus. Ausgebrannt. Früher hatte man eine Depression, heute hat man ein Burn-out.

Burn-out ist eine der häufigsten Diagnosen für Menschen, wenn sie in Pension gehen. Weil sie eben die einzige stützende Säule in ihrem Leben verlieren. Weil sie sich keine anderen Säulen aufgebaut haben oder sie einstürzen ließen. Pensionsschock haben wir es früher genannt und zu einem neuen Hobby geraten, zu etwas, das Freude macht und die Konzentration auf ein Thema lenkt.

FALLBEISPIEL

Friedrich G., 44, ist verzweifelt. Er spricht mit seiner Hausärztin.

„Angefangen hat alles mit Schlafstörungen. Morgens war ich dann wie gerädert. Wenn ich an meine Arbeit dachte, sind die Füße weich geworden und ich hatte ein Schwindelgefühl. Konnte einfach nicht mehr aufstehen."

Die durchgeführten Untersuchungen zeigen keine Auffälligkeiten. Friedrich G. hat sich in der Firma durch viel Fleiß und außergewöhnliches Engagement eine gute Position erarbeitet. Durch das viele Arbeiten ist aber seine Familie zu kurz gekommen. Zeit für sich hatte er in den letzten Monaten überhaupt keine mehr.

Projekte und Arbeitsinhalte begleiteten ihn durch den ganzen Tag bis in den späten Abend hinein. Kontakte zu Freunden wurden immer mehr reduziert.
„Seit drei Monaten bin ich mit meinem besten Freund, dem Sepp, auf kein Bier mehr gegangen", erzählt er.
Er möchte unbedingt das neue Projekt in der Firma noch zu Ende bringen, weiß aber nicht, wie er das schaffen soll.
Die Hausärztin berät Friedrich G. „Sie müssen vor allem wieder Ihren Schlaf finden, denn sonst kommen Sie aus diesem Teufelskreis überhaupt nicht mehr heraus. Ohne Auszeit und ohne vorübergehende Medikamenteneinnahme wird das nicht funktionieren."
Friedrich hat Sorge, von den Medikamenten abhängig zu werden, zu einem Psychiater will er auch nicht gehen. Nach einem langen Gespräch kann die Ärztin den Patienten dazu bewegen, dass er sich in eine fachärztliche psychiatrische Behandlung begibt.
Im Wartezimmer haben sich schon zweiundzwanzig weitere Patienten eingefunden. Es geht ihnen wie Friedrich G. – schlecht.

Lösungsansatz

Die Lösung setzt beim Grundlegenden an. Bei der Änderung der persönlichen Einstellung. Halt im Leben findet man überwiegend bei der Familie oder in einer anderen Gemeinschaft. Der Kreis von geliebten Menschen fängt einen auf, wenn alle anderen Flammen erloschen sind. Aber nur, wenn man sich im Leben um die wichtigste Flamme gekümmert hat. Sich Zeit freigeschaufelt hat und nicht bei jedem Treffen das Handy und die Mails wichtiger waren.

Es geht um die Aufwertung der sozialen Kompetenz gegenüber materiellen Gütern. Nennen wir es ruhig Menschlichkeit.

PROBLEM: DIE GEFAHR VON ANTIBIOTIKA

Für jede gängige Krankheit gibt es mittlerweile das passende Antibiotikum. Halskratzen – Antibiotika. Kopfschmerzen – Antibiotika. Grippe – Antibiotika. Ein weher Fuß – Antibiotika. Eine Schürfwunde – Antibiotika. Die massenhafte Verabreichung von Antibiotika birgt Gefahren, über die sich der Patient meist nicht im Klaren ist.

Ja, sogar seinen domestizierten Tieren verabreicht der Mensch Antibiotika. Über unser Essen kommt alles wieder in unsere Körper. Durch Ausscheidungen in unser Ökosystem. In unsere Böden, auf denen wir unsere Nahrung anpflanzen. In unser Trinkwasser, das wir in Flaschen abfüllen. Prost, Mahlzeit.

FALLBEISPIEL

Die 47-jährige Theresa H. hat Husten und ein wenig Fieber. Sie geht zu ihrem Hausarzt, damit er ihr ein Antibiotikum verschreibt. Eine eingehende Untersuchung durch den Arzt ergibt einen grippalen Infekt. Er überlegt, ihr ein Antibiotikum zu geben, entscheidet sich aber dagegen.

Eine Bestimmung des CRP, ein Laborwert, der einen Hinweis auf eine bakterielle Infektion gibt, kann der Hausarzt vor Ort in der Praxis als Schnelltest nur gegen Bezahlung anbieten. Der Check wird von der Krankenkasse nicht übernommen. Theresa möchte aber nicht für den Befund bezahlen. Der Arzt nimmt ihr Blut ab, das Ergebnis wird am Nachmittag oder am nächsten Tag vom Labor übermittelt. Theresa H. lässt sich vom Hausarzt überzeugen, nicht sofort ein Antibiotikum einzunehmen, sondern die Befunde abzuwarten und die Symptome des Infekts mit Hausmitteln zu bekämpfen.

Eine Ausnahme. Viele Menschen wollen nicht warten, bis die Symptome sich auch ohne Antibiotika bessern. Sie haben Druck am Arbeitsplatz und können sich längere Krankenstände nicht leisten, sind privat stark eingespannt oder haben vielleicht einen Urlaub gebucht, auf den sie nicht verzichten wollen. Die Erkrankung muss also möglichst rasch beseitigt werden. Also warum nicht mit Kanonen auf Spatzen schießen?

Lösungsansatz

Es ist nicht immer leicht, vor allem für den Hausarzt, angemessen zu reagieren. Patienten kommen mit hohen Erwartungshaltungen, die, wenn sie sich nicht erfüllen lassen, gleich einen Arztwechsel nach sich ziehen. Dabei wird aber das gesamte System belastet. Im Falle der Antibiotikaverschreibung entstehen unnötige Kosten, Resistenzentwicklungen von Keimen, die dann auf die gängigen Antibiotika nicht mehr ansprechen. In einigen Staaten Europas sind multiresistente Keime, also Keime, gegen die nur mehr einige oder gar keine Antibiotika mehr wirken, durch das unkritische Verschreiben zu einer Seuche geworden.

Es braucht zudem eine Stärkung der Diagnostik im niedergelassenen Bereich. Beispielsweise durch die Kostenübernahme für entsprechende Laborwerte, die gleich in der Praxis bestimmt werden können und wichtig für die Therapieentscheidung sind. Die Kosten sollte die Krankenkasse tragen.

Der Einsatz von Antibiotika darf nur bei bakteriellen Infekten nach entsprechender Diagnostik verschrieben werden. Auf keinen Fall sollte man Breitbandantibiotika als Ersttherapie verwenden.

Es braucht aber auch die Reduktion von Antibiotika in anderen Bereichen, wie in der Tierhaltung.

PROBLEM: ENTZÜNDUNGSHEMMER

Bei Patienten sind sogenannte *over the counter*, das heißt ohne Rezept einlösbare Entzündungshemmer und Antirheumatika, problematisch. Die Patienten horten die Medikamente und Schmerzmittel, kombinieren sie, ohne zu wissen, dass man das nicht soll, weil es zu massiven Nebenwirkungen führen kann. Nebenwirkungen wie Magenbeschwerden, Magenblutungen, Nierenversagen treten auf.

Lösungsansatz

Es braucht das Bewusstsein, dass Schmerzmittel die häufigsten Risiken beinhalten. Es geht um Wissensvermittlung und Aufmerksamkeit, denn frei nach Paracelsus: Die Dosis macht das Gift. Es können auch nichtsteroidale Antirheumatika, die frei erhältlich sind und in Überdosierung angewendet werden, töten. Man könnte den Preis der *over the counter*-Medikamente erhöhen und sie speziell kennzeichnen. Speziell kennzeichnen heißt, die Kunden müssen, bevor sie die Drogerie/das Geschäft mit den *over the counter*-Medikamenten verlassen, über Wirkungen, Nebenwirkungen, richtige Einnahme/Dosierung usw. beraten werden. Die Preiserhöhung sollte die Beratungskosten decken.

EXKURS FÜR INSIDER

Der erste Exkurs in diesem Buch richtet sich an all jene, die es genauer wissen möchten. Das erste Thema dreht sich um die starken Schmerzmittel, die Opioide. Der Missbrauch und die Überdosierung von Medikamenten ist ein Problem, dem die Medizin und die Politik entgegenwirken müssen. Auch wenn man sich damit gegen die Pharmaindustrie stellt.

Das Geschäft mit dem Schmerz
„Opioid-Krise": In Österreich kein Grund zur Sorge

Aktuelle Berichte sprechen immer wieder von einer dramatischen Verschärfung der Opioid-Krise in den USA, von zahlreichen Toten und Abhängigen und von einer verantwortungslosen Verschreibungspraxis durch Ärzte. Und immer wieder wird die Frage gestellt, ob eine ähnliche Entwicklung auch in Österreich vor der Tür steht. Um gleich das wichtigste Ergebnis vorwegzunehme: Nein, die Situation in Österreich ist völlig anders, daher gibt es hierzulande keine Rede von einer Opioid-Krise.

Die veröffentlichten Daten der *Centers for Disease Control and Prevention* (CDC), einer Einrichtung des US-Gesundheitsministeriums, sind tatsächlich alarmierend: In den USA sterben täglich rund 130 Menschen an einer Überdosis an Opioiden, das sind mehr als im Straßenverkehr oder durch Schusswaffen ums Leben kommen. Diese sogenannte Opioid-Krise hat man sogar zum nationalen Notstand erklärt.

In der öffentlichen Debatte werden Opiatmissbrauch und der Einsatz von Opioiden in der Schmerzmedizin leider häufig in unzulässiger oder oft absichtlich polemischer Weise vermischt und wird auf die erforderliche Differenzierung vergessen, was zu bedauerlichen Missverständnissen und Verunsicherungen führt. Man muss eine klare Abgrenzung zwischen dem Einsatz von Opioiden als Schmerzmittel und der Verwendung bei Abhängigkeitserkrankungen ziehen.

Folgen der Absicherungsmedizin

Oft wird in der aktuellen Debatte auch nicht berücksichtigt, dass die Situation in Nordamerika und in Europa deutliche Unterschiede aufweist. Anders als in den USA halten sich die Ärzte in Österreich, wie generell in Europa, in der Regel an die entsprechenden wissenschaftlichen Empfehlungen. Wir wissen, dass in den USA in vielen Situationen Opioide verschrieben werden, in denen bei uns sicher nicht zu dieser Substanzgruppe gegriffen wird.

So gibt es Untersuchungen, dass etwa in Notfallambulanzen in Washington D .C. vierzig Prozent der Patienten, die angeben, Schmerzen zu haben, beim Erstkontakt ein starkes Opioid erhalten. Das ist in unseren Notfallaufnahmen völlig anders.

Ähnlich verhält es sich bei Geburtsschmerzen, die in den USA routinemäßig mit starken Opioiden behandelt werden. Ein solcher Umgang trägt auch zu steigenden Abhängigkeitszahlen bei. Eine aktuelle Arbeit aus Deutschland zeigt, dass sich die Opioid-Abhängigkeit in den vergangen zwanzig Jahren kaum geändert hat und bei etwa 0,3 Prozent der Bevölkerung liegt.

Der allzu bedenkenlose Opioid-Einsatz in den USA hat unter anderem mit dem Trend zur Absicherungsmedizin zu tun. Man schützt sich wohl oft vermeintlich vor juristischen Schritten, zum Beispiel weil Schmerzen nicht adäquat gelindert wurden oder weil Antirheumatika zu Nebenwirkungen wie Organschädigungen führen können.

Wichtiges Instrument sinnvoll einsetzen

Aus gutem Grund sollten wir in der Medizin immer dem Grundsatz folgen: Erst die Diagnose, dann die Therapie. Sonst passieren Dinge, wie sie in den USA offenbar häufig vorkommen. Da erhalten Patienten mit Kopfschmerzen starke Opioide, obwohl sie bei Kopfschmerz-Diagnosen nachgewiesen unwirksam sind.

Die moderne Schmerzmedizin befolgt wissenschaftlich begründete Therapieansätze. Postoperative Schmerzen, Schmerzen nach Verletzungen, Entzündungsschmerzen und Tumorschmerzen sind gut belegte Indikationen mit zugrunde liegenden Diagnosen für den wirksamen Einsatz von Opioiden. Bei Nicht-Tumorschmerzen hat es eine breite wissenschaftliche Debatte gegeben, die zu Leitlinien und Empfehlungen geführt hat. Es wird von jahrelangem Einsatz starker Opioide bei einer großen Zahl an Patienten mit Nichttumor-Schmerzen abgeraten. Hier müssen wir in Zukunft zunehmend auch eine spezielle Gruppe von Krebspatienten berücksichtigen, nämlich die sogenannten Longtime-Survivors. Bei ihnen ist ähnliche Vorsicht bei der Opioid-Langzeittherapie geboten wie bei Nichttumor-Schmerzpatienten.

Da wir die Diskussion über einen angemessenen medizinischen Einsatz von Opioiden bereits geführt haben und starke Opioide weitaus genauer passend zur Schmerzdiagnose einsetzen, ist hierzulande eine Epidemie an Opioid-Fehlgebrauch praktisch unbekannt. Es werden nur Einzelfälle iatrogener Opioid-Abhängigkeit berichtet. Das wird auch so bleiben, wenn alle weiterhin Schmerzen ernst nehmen, zuerst Schmerzdiagnosen suchen und psychische Begleit-Diagnosen erkennen und dann erst eine passende und belegte Schmerztherapie anwenden.

Backflash vermeiden

Wir müssen sicher weithin wachsam bleiben und sicherstellen, dass nur jene Patienten Opioide erhalten, bei denen das Verhältnis von Nutzen und Nebenwirkungen akzeptabel ist und die einen nachweislichen Nutzen davon haben. Wir müssen auch sicherstellen, dass der Missbrauch in einzelnen Teilen der Welt nicht zu einem globalen Ruf nach Restriktionen beim Einsatz der potenten Schmerzmittel führt, die unüberwindbare Hürden für Patienten bedeuten könnten, die Opioide dringend zur Schmerzkontrolle benötigen, etwa in der Onkologie oder der Palliativmedizin.

Opioide haben sich bei chronischen Schmerzen als eine von mehreren unverzichtbaren Therapieformen etabliert. Opioid-Analgetika werden heute weltweit viel häufiger verschrieben als noch in den 1990er-Jahren. In Österreich stieg der Pro-Kopf-Konsum in den vergangenen zwei Jahrzehnten von rund dreizehn auf fast fünfhundert

Milligramm Morphinäquivalent (ohne Methadon). Aus schmerzmedizinischer Sicht ist es eine sehr positive Entwicklung, dass die weit verbreitete Opioid-Phobie abnimmt, zumindest in einigen Regionen der Welt.

Es ist jedenfalls nicht wünschenswert, dass der Zugang zu einer wichtigen Arzneimittelgruppe in der Schmerztherapie erschwert wird. Umso mehr, als auch in Österreich die Versorgung mit Opioid-Arzneimitteln regional nicht in gleichem Maße gewährleistet ist. Vielmehr sollte man durch eine rationale, vorurteils- und emotionsfreie Diskussion dazu beitragen, dass Opioid-Analgetika in kompetenter und sicherer Weise verwendet werden, unter Berücksichtigung der individuellen Situation jedes Schmerzpatienten. Es geht um einen differenzierten Umgang mit diesen Medikamenten, ihre angemessene Verfügbarkeit und eine entsprechende Erstattung.

4S – Die Ziele der Opioid-Therapie

Zusammenfassend ist das wichtigste Ziel einer seriös durchgeführten Therapie mit Opioid-Analgetika das Erreichen der „4 S“:

- Schmerzlinderung,
- Sicherheit der Therapie,
- Soziale Teilhabe,
- Substanzproblematik vermeiden.

PROBLEM: ALTERNATIVMEDIZIN BRAUCHT FACHKOMPETENZ

Der Glaube kann Geldberge versetzen. Die Alternativmedizin ist derzeit in Österreich nur bedingt gesetzlich geregelt. Tatsache ist: Der Alternativmediziner muss in Österreich ein abgeschlossenes Medizinstudium haben. Der Patient sollte von Alternativmedizinern erwarten können, dass sie eine ernsthafte Diagnostik durchführen können, die auf einer fundierten Ausbildung fußt.

Das Spiel mit der Hoffnung, zum Beispiel bei Krebspatienten, ist gefährlich. Lebensgefährlich im Fall sogenannter Heiler, die sich als Impfgegner hervortun und jede Behandlung – außer die mit ihrer ganz persönlichen Kräutermischung – ablehnen. Scharlatane wecken Erwartungen von Spontanheilungen, die ihr Konto glücklich machen, nicht aber den Patienten.

Der Patient ist aufgerufen, sich um seine Gesundheit zu kümmern und nicht nur Dr. Google zu kontaktieren, sondern auch Vertrauen in die Schulmedizin, in die Diagnostik zu haben.

Man kann natürlich, wenn die Therapie nach schulmedizinischen Kriterien erfolgt, auch zusätzlich alternativmedizinische Behandlungen machen. Gut so. Der holistische Ansatz ist richtig und fördert die Genesung rundum. Das eine schließt das andere nicht aus.

FALLBEISPIEL

Der 56-jährige Kurt G. hat eine Zuckerkrankheit, Diabetes mellitus, deretwegen er immer wieder Insulin spritzen muss. Er ist übergewichtig, adipös, hält sich nicht an die Diätvorgaben. Seit einem halben Jahr klagt er über Schmerzen, sockenförmige Pein im Bereich der Füße und handschuhförmige Schmerzen im Bereich der Hände. Das ist eine diabetische Neuropathie, also Nervenschmerz, durch Zuckerkrankheit ausgelöst. Kurt G. geht zum Hausarzt, beklagt diese Schmerzen, sie seien von brennendem Charakter. Der Hausarzt gibt ihm ein Vitamin-B-Präparat. Er könne genauso gut Karottensaft trinken, Brahms hören und in eine Zitrone beißen.

Lösungsansatz

Wir müssen das allgemeine Gesundheitsbewusstsein der Patienten fördern, die persönliche Gesundheitskompetenz verbessern und die Gesundheitsschädigung, so gut es geht, vermeiden. Das heißt, der Arzt muss den Patienten in der Gesundheitskompetenz unterstützen, durch aufklärende Gespräche Bewusstsein schaffen. Damit er sich dementsprechend richtig ernährt und bewegt.

Wenn der Patient eine falsche Erwartungshaltung in die Alternativmedizin hat, die ihm vorspielt, man brauche nur alternative Heilmethoden anwenden und persönlich nichts tun, sich persönlich nicht einbringen, schon ist man geheilt, dann ist das der falsche Weg.

Globuli vollbringen keine Wunder.

Gescheiter wäre es, den Menschen klarzumachen, bei Beschwerden, die nach mehreren Tagen nicht weggehen, gleich zum Hausarzt zu gehen. Der führt eine Diagnostik durch. Hat der Patient eine erste Diagnose, sollte er die schulmedizinische Behandlung anwenden.

Natürlich gibt es viele Gesundheitsprobleme, die sich auch mit alternativen Methoden sehr gut behandeln lassen, etwa Stärkung des Immunsystems, und da spricht auch gar nichts dagegen. Entscheidend ist allerdings, dass alle gewählten alternativen Behandlungsmethoden auch wissenschaftlich fundiert sind.

Alles andere ist ein Roulettespiel.

Handelt es sich um eine chronische Erkrankung, kann man sehr wohl alternative Therapien anwenden wie Traditionelle Chinesische Medizin (TCM) oder Ayurveda. Am besten sind Schulmediziner mit komplementärmedizinischem Zusatzdiplom.

Bitte nicht auf Alternativheiler einlassen, die keine nachweisbare, fundierte Ausbildung haben und den Patienten falsches Wissen vorspielen. Einfach zur Person recherchieren, bevor man sich auf sie einlässt.

In der Akutmedizin hat die Alternativmedizin keinen Platz.

EXKURS FÜR INSIDER

Im zweiten Exkurs für alle, die es genauer wissen möchten, geht es um das viel diskutierte Cannabidiol.

Cannabidiol: Der neue Alleskönner?

Cannabidiol (CBD), der neben Delta-9-Tetrahydrocannabinol (ist gleich THC; internationaler Freiname: Dronabinol) wichtigste Cannabis-Inhaltsstoff, hat in der jüngeren Vergangenheit inner- und außerhalb medizinischer Fachkreise große Aufmerksamkeit erlangt. Zum einen sicher zu Recht, weil das nicht halluzinogene Cannabinoid ein großes Potenzial für die Behandlung unterschiedlichster Erkrankungen zeigt.

Der aus der weiblichen Hanfpflanze gewonnene Wirkstoff aus der Gruppe der Cannabinoide hat krampflösende, angsthemmende und Übelkeit sowie Entzündungen dämpfende Eigenschaften. Positive Effekte zeigt der Wirkstoff unter anderem bei Epilepsien und Spastik, in gewissem Ausmaß jedoch auch bei der Behandlung von bestimmten schmerzhaften Zuständen.

Unter dem Namen Epidiolex wurde CBD in den USA 2018 als Fertigarzneimittel zur Behandlung bestimmter therapierefraktarer kindlicher Epilepsieformen zugelassen, die Zulassung durch die Europäische Arzneimittelbehörde EMA ist bei dieser Indikation erfolgt.

Zum anderen wurde CBD außerhalb der Fachwelt und in den Medien zum regelrechten Wundermittel hochstilisiert, begleitet von unbewiesenen Heilsversprechen aller Art. Bis vor Kurzem versuchten in Österreich zahlreiche Anbieter von diesem Boom zu profitieren, zumal CBD, zum Beispiel als Tee oder Öl, völlig frei und ohne Qualitätskontrolle verkauft werden konnte. Hier hat ein Erlass des Sozialministeriums für mehr Konsumentenschutz gesorgt. CBD-haltige Extrakte gelten nun als „Novel Food“ und dürfen ohne Aufnahme in die entsprechende EU-Liste nicht in den Handel gebracht werden. Der entscheidende Schritt in Richtung Konsumentenschutz wäre aber die Einstufung von CBD als Arzneimittel und die Aufnahme ins Arzneibuch, wie im Nachbarland Deutschland bereits geschehen.

Das nicht-psychoaktive CBD könnte in Zukunft eine wichtige Rolle in den unterschiedlichsten Anwendungsgebieten spielen – unter anderem bei der Behandlung chronischer Schmerzen von Hirntumor-Patienten.

Im Klinikum Klagenfurt wird schon seit Längerem hochgereinigtes, kristallines CBD aus Industriehanf in Form magistraler Zubereitungen verwendet. Insbesondere Patienten mit Hirntumoren bekommen zusätzlich CBD verabreicht. Tumorpatienten brauchen eine Medikation, die ihre Schmerzen verringert, gegen Depression wirkt und die Lebensqualität steigert. Gleichzeitig darf diese Medikation keine unerwünschte Wirkung auf die eigentliche Tumortherapie haben. Bisherige Fallstudien zeigen, dass die Schmerzen bei allen Hirntumor-Patienten zurückgingen, wenn sie mit CBD behandelt wurden. Die depressive Verstimmung und die Schlafqualität der Patienten besserten sich eindeutig und auch deren chronische Erschöpfung, die für Krebspatienten typische Fatigue, ließ nach.

Nur hochdosiertes CBD wirkt schmerzstillend

Damit CBD seine schmerzlindernde Wirkung entfalten kann, muss die Dosierung hoch sein. In Studien, die keine analgetischen Effekte von CBD allein oder in Schmerzmittelkombinationen feststellen konnten, wurde CBD niedrig dosiert. Damit CBD als Monotherapie wirksam sein kann, müssen die Dosen zwischen 300 bis 600 mg pro Tag liegen. Das ist zehnmal höher als die wirksame Dosis THC. Obwohl CBD nach THC der zweitwichtigste Cannabis-Inhaltsstoff für die medizinische Anwendung ist, gibt es bislang nur wenig wissenschaftliche Literatur zu seiner Wirksamkeit als Schmerzmittel. Dabei hat CBD keine psychoaktiven Effekte und sein Gebrauch ist daher auch nicht durch das Suchtmittelgesetz eingeschränkt. In einer Reihe unterschiedlicher Tiermodelle zeigte CBD analgetische, antiemetische und antidepressive Wirkung.

CBD hilft, therapiebedingte Übelkeit und Erbrechen zu verhindern und die Einnahme von Analgetika zu verringern. Konkret lässt sich damit der Schmerzmittelbedarf von Patienten mit chronischen Schmerzen um 30 bis 50 Prozent senken. CBD kann in Kombination mit Opioiden und anderen Standardschmerzmitteln eine sichere und gut verträgliche Behandlungsoption sein und sich als Monotherapie als Alternative bei der Behandlung chronischer Schmerzen erweisen. Dafür braucht es aber noch mehr Studien.

Eine britische Studie legt nahe, dass CBD Neuropathien lindern kann, die durch bestimmte Chemotherapien verursacht werden. Die Therapie wird somit leichter verträglich. Im Tierversuch zeigte sich, dass CBD und THC jeweils allein und in Kombination die mechanische Allodynie, also durch einen normalerweise harmlosen Reiz erzeugten Schmerz, abschwächte, die durch Paclitaxel verursacht wird. Paclitaxel wird zur Behandlung verschiedener Krebsarten eingesetzt, zum Beispiel Brustkrebs. Einen ähnlichen Effekt zeigte CBD auch bei Oxaliplatin, das in der Chemotherapie bei kolorektalem Karzinom verwendet wird. Hier schwächte der Wirkstoff die durch das Krebsmittel verursachte mechanische Sensitivität und somit die Schmerzen ab. Beim Krebsmittel Vincristin zeigte sich dieser schmerzlindernde Effekt von CBD im Tierversuch nicht. CBD könnte helfen, die Entwicklung von peripheren Neuropathien bei einer Chemotherapie zu verhindern und somit die neuropathischen Beschwerden von Krebspatienten lindern. Seine Wirksamkeit könnte durch den gleichzeitigen Einsatz von geringen Dosen von THC verstärkt werden. Allerdings sind hier noch weitere Studien erforderlich, um den Effekt beim Menschen zu beweisen.

CBD wird im Magen nicht psychotrop

Die immer wieder geäußerten Bedenken, CBD könne im Magen in psychotropes THC umgewandelt und somit zu einer Substanz werden, die grundsätzlich dem Suchtmittelgesetz unterliegt, werden in neueren Medikationen zerstreut. CBD selbst bindet sich nicht an CB1-Rezeptoren und ist daher frei von psychotropen Effekten. Unter Laborbedingungen kann CBD zwar in THC und andere Cannabinoide umgewandelt werden. Dies geschieht unter Einsatz von künstlich hergestellter Säure, die der Magensäure ähnelt. Dieses In-vitro-Experiment lasse aber keine Rückschlüsse auf den menschlichen Körper zu. Die physiologischen Zustände im Magen weichen stark von den im Labor erzeugten ab. Daher überrascht es auch nicht, dass die Umwandlung von oral eingenommenem CBD in THC und seinen Metaboliten selbst nach Einnahme von hohen Dosen nicht beobachtet wurde. Typische psychotrope Wirkungen von THC wie Benommenheit, Euphorie, Konzentrationsschwäche, Übelkeit oder Herzrasen wurden in keiner der kontrollierten randomisierten Studien zur Einnahme von CBD beobachtet.

Untersuchungen in Tiermodellen könnten auch für die Einsetzbarkeit von Cannabidiol bei entzündlichen Gelenkserkrankungen (Arthritis) sprechen. In einer Studie, die im *European Journal of Pain* erschienen ist, wurde das in einem Experiment belegt. Die Autoren betonten in ihrer Zusammenfassung das Potenzial von CBD in der Therapie von schmerzhafter Arthritis bei offenkundiger Absenz von offenbaren Nebenwirkungen.

CBD hat in einer Reihe von Indikationen eine Orphan Drug Designation (ODD) der US-Arzneimittelbehörde FDA sowie der Europäischen Arzneimittelagentur EMA erhalten.

Das gilt unter anderem in Kombination mit THC für die Behandlung des Glioblastoms, von Chorea Huntington oder des Komplexen Regionalen Schmerzsyndroms (CPRS). Als Monosubstanz wird der ODD-Status von CBD unter anderem ausgewiesen für die Tuberöse Sklerose, Infantile Spasmen (West Syndrom), kindliche Schizophrenie, perinatale Asphyxie, Fragiles-X-Syndrom oder Autoimmun-Hepatitis.

Einige Arbeiten zeigten das antipsychotische Potenzial von CBD bei zugleich weniger Nebenwirkungen als bei anderen verfügbaren Antipsychotika. Der zugrundeliegende pharmakologische Mechanismus wird noch diskutiert. Durch die CBD-Therapie scheint es zu einer Zunahme des Serum-Anandamid-Gehaltes und zu einer Reduzierung der psychischen Symptome bei Schizophrenie-Patienten zu kommen. Eine rezente klinische Studie mit CBD als Add-on-Medikation zur Behandlung von Schizophrenie brachte vielversprechende Ergebnisse. Nach sechswöchiger Behandlung wiesen 83 Patienten weniger ausgeprägte psychotische Symptome (PANSS) auf, die kognitive Leistungsfähigkeit und der Allgemeinzustand verbesserten sich. Da die Wirkung auf Schizophrenie nicht vom Dopamin-Rezeptor-Antagonismus abhängt, dürfte CBD eine neue Wirkstoffklasse für die Behandlung von Schizophrenie darstellen.

Bislang gibt es nur wenige, kleine Studien zur Behandlung von Parkinsonpatienten mit CBD, das zwar keine signifikanten Auswirkungen auf die Krankheit selbst zu haben scheint, aber die Lebensqualität von Parkinson-Patienten verbessert.

Eine Open-Label-Studie mit sechs Patienten zeigte, dass es bei einer Behandlung mit Levodopa (Parkinson-Standardtherapie) plus CBD nach vier Wochen zu einer signifikanten Reduktion der psychotischen Symptome und einer deutlichen Reduktion der PD-Rating-Scale kam, ohne dass Nebenwirkungen auftraten. Eine andere Arbeit zeigte, dass CBD den Schlaf von Parkinson-Patienten verbessern konnte.

Eine Kombination von onkologischen Standardtherapien und Cannabinoiden scheint gegenwärtig eine vielversprechende Option zu sein, um die Therapie des schwer behandelbaren Glioblastoms und die Chance auf ein Überleben zu verbessern. Die große therapeutische Breite und die gute Verträglichkeit machen CBD für die Kombination mit Chemotherapie, Strahlentherapie und anderen Cannabinoiden interessant.

Der therapeutische Effekt von Cannabinoiden basiert wahrscheinlich auf der Reduktion der Tumorwucherung und der Tumorangiogenese, aber auch auf der Induktion des Zelltodes von Tumorzellen. Zusätzlich konnte gezeigt werden, dass Cannabinoide die Invasivität und die stammzellenartigen Eigenschaften von Glioblastom-Tumorzellen hemmen.

Präklinische und erste vorläufige klinische Daten lassen auf zahlreiche weitere potenzielle Anwendungsgebiete für CBD schließen, die jedoch alle erst durch robuste klinische, Placebo-kontrollierte Studien bestätigt werden müssen. Die Gebiete sind:

- Posttraumatische Belastungsstörung (PTBS)
- Bipolare Störung
- Schlafstörungen
- Krebserkrankungen
- Diabetes
- Huntington-Krankheit
- Autismus
- Substanz/Drogenmissbrauch bzw. -abhängigkeit
- Depression
- Multiple Sklerose (MS)
- Alzheimer

Für all diese potenziellen Anwendungsmöglichkeiten fehlen bis jetzt allerdings ausreichend aussagekräftige Daten aus Studien am Menschen, um die Wirksamkeit von CBD zweifelsfrei zu bestätigen. Die Forschung der kommenden Jahre wird hier Klarheit schaffen.

PROBLEM: DAS GESCHÄFT MIT DER GESUNDHEIT

Es ist noch gar nicht so lange her, da konnten Ärzte Patienten mit seltenen Krankheiten oder Krebs nicht viel anbieten. Seit einigen Jahren sind spezifische Medikamente auf den Markt geworfen worden, die gleich zu Beginn beachtliche Therapieerfolge zeigten – inklusive einer Verbesserung von Lebensdauer und Lebensqualität. Besonders diskutiert wird im Bereich der Krebs-Behandlung. Bei den Onkologen gibt es zwei Gruppen: Die einen schwärmen, dass dank dieser Medikamente die Therapie revolutioniert wurde. Die Ärzte sind dankbar, dass sie ihren verzweifelten Patienten endlich etwas verschreiben können. Andere Onkologen dagegen meinen: Weit mehr als den Kranken helfen diese Mittel der Pharmaindustrie. Denn nur die Kosten dieser Medikamente seien sicher, nicht aber ihr Nutzen.

So sind die Mediziner in einen Grundsatzstreit geraten. Im Hintergrund steht dieses gewaltige Geschäft mit Wissen, Spekulationen und Heilsversprechen. Die Debatte kreist um Fragen, die kaum ein Arzt laut zu stellen wagt: Wie viel soll uns die Hoffnung auf ein paar Tage, Wochen oder Monate mehr Lebenszeit wert sein?

Müssen die Krankenkassen für jeden noch so kleinen, manchmal sogar fraglichen Behandlungsvorteil jede Summe zahlen?

Und an welcher anderen Stelle im System sollten sie dafür sparen: bei der Vorsorge, beim Hüftgelenk, beim Zahnarztbesuch, im Kindergarten?

Die Geschichte neuer Medikamente ist beispielhaft für unser moralisches Dilemma und beispielhaft in ihrer Undurchschaubarkeit. Im westlichen Gesundheitssystem treffen ärztliche Moralvorstellungen auf Geschäftsinteressen und Marketingversprechen.

Gerade bei einer derart gefürchteten Krankheit wie Krebs, die in einer alternden Gesellschaft von großem öffentlichen Interesse ist und von der Pharmabranche als besonders lukrativer Markt betrachtet wird.

Jedes neue Mittel lassen sich die Hersteller teuer bezahlen. Für so manche Therapie sind Kosten zwischen 100.000 und 200.000 Euro pro Jahr zu bezahlen. Kaum ein Pharmaunternehmen lässt sich das Geschäft mit den neuen Wirkstoffen entgehen. Mehr als 500 Mittel sind derzeit in der Testphase, etwa vierzig dürften in den nächsten fünf Jahren zugelassen werden. Das könnte das Gesundheitssystem noch mehr budgetär anspannen.

Schon heute belasten sogenannte Spezialpräparate, zu denen auch Krebsmedikamente zählen, die Arzneimittelbudgets der Krankenkassen zu mehr als einem Viertel. Obwohl sie nur zwei Prozent der Verordnungen ausmachen.

Es regt sich Widerstand in der Ärzteschaft und in der Gesellschaft. Schlussendlich geht es um Gerechtigkeit, um die Moral der hohen Preise, um eine soziale Spaltung der Gesellschaft durch teure Therapien, die sich vielleicht bald nicht mehr alle leisten können.

Wird Heilung eine Frage der sozialen Klasse? Werden unser Gesundheitssystem, unser Universitätssystem und unsere Forschung durch die Gewinne der Pharmaunternehmen bestimmt? Ist Gewinn in diesen Dimensionen in dieser Branche noch ethisch vertretbar? Ein Blick nach Afrika genügt.

FALLBEISPIEL

Die Globalisierung der Pharmaforschung hat einen moralischen Konflikt noch verschärft: Immer mehr Medikamente werden in armen Ländern getestet. In den vergangenen fünfzehn Jahren hat sich die Medikamentenerforschung sukzessive nach Lateinamerika, Asien, Osteuropa und Afrika verschoben.

Dafür gibt es vor allem zwei Gründe: Angebot und Nachfrage. Einerseits sind Versuche teuer. Es dauert mitunter bis zu zehn Jahre oder noch mehr, bis ein Medikament zugelassen wird. Die Kosten der Markteinführung können Hunderte Millionen Euro, sogar bis zu einer Milliarde Euro betragen. Aber nicht nur das Geld treibt die Pharmakonzerne mit ihrer Forschung in die weite Welt: Immer weniger Menschen in den reichen Ländern Europas oder Nordamerikas sind bereit, sich als Testperson zur Verfügung zu stellen.

Die globalisierte Medikamentenforschung birgt erhebliche moralische Sprengkraft. Es ist Tatsache, dass jeder dritte Mensch in Afrika das HI-Virus in sich trägt.

Etwa 16 Prozent aller Patienten entwickeln Resistenzen gegenüber der Ersttherapie. Ein Viertel dieser Menschen spricht nach weiteren zwei Jahren auch auf die Folgetherapie nicht mehr an.

Eine wirksame Dritttherapie gibt es zwar, aber nicht im öffentlichen Gesundheitssektor Afrikas. Diese Medikamente sind in Afrika nicht registriert und daher sehr teuer. So kostet diese Behandlung mit patentgeschützten Medikamenten rund 3.000 US-Dollar pro Patient im Jahr, verglichen mit 80 US-Dollar für die Ersttherapie mit Generika.

Die Resistenzen mit Todesfolge, ironischerweise eine Folge gut funktionierender AIDS-Programme, drohen nun dem gesamten Kontinent. Die Menschen dort haben keine Medikamente mehr gegen HIV. Eine ähnliche Situation gab es vor rund zehn Jahren, als die ersten AIDS-Medikamente noch ein Vermögen kosteten und selbst Experten eine flächendeckende Behandlung in Afrika für utopisch hielten. Denn am Grundproblem hat sich wenig geändert. Pharmaunternehmen lassen neue Medikamente patentieren und verkaufen sie in der Regel zum höchstmöglichen Preis. Das arme Afrika ist als Kunde uninteressant. Konzerne haben keine Eile mit der Zulassung ihrer Tabletten in Entwicklungsländern. Das bedeutet nicht nur den Tod von Patienten, es treibt auch die Kosten für die AIDS-Programme in die Höhe. Am Ende zahlt die internationale Gemeinschaft drauf, die diese Programme überwiegend finanziert.

Lösungsansatz

Pharmaunternehmen müssten die Preise auf die am dringendsten benötigten AIDS-Medikamente in Afrika drastisch senken und ihre Tabletten auch in jenen Ländern registrieren lassen, in denen sie bis heute nicht zugelassen sind.

Die NGO Ärzte ohne Grenzen fordert, dass alle derzeit von der WHO empfohlenen AIDS-Medikamente sowie die wichtigsten Neuentwicklungen künftig in einem internationalen Patent-Pool der Organisation *Unitaid* gesammelt werden, der es Herstellern in aller Welt erlaubt, sie nachzubauen.

Für die mächtigen Konzerne hieße das, lukrative Patentrechte dauerhaft aufzugeben und sich mit geringeren, aber fairen Gewinnen aus Lizenzgebühren zufrieden zu geben. Einige Firmen zeigen sich bisher vorsichtig an dem Projekt interessiert, legen aber teils auch Wert darauf, dass die Teilnahme freiwillig sein müsse. Konkrete Zusagen wollte bisher keine Firma machen. Ärzte ohne Grenzen hingegen hält den Patent-Pool für überlebensnotwendig.

Eine konkrete Forderung für rechtliche Normen in Bezug auf Pharmatests in Entwicklungsländern könnte sein, dass Tests nur dann zugelassen werden, wenn die Absicht besteht, das Medikament im Testland später auch anzuwenden.

Ist fair so schwer?

PROBLEM: DIE VERLÄSSLICHKEIT DER MESSWERTE

Viele Entscheidungen in der Medizin werden auf Grundlage von Surrogatmarkern getroffen. Unter einem Surrogat versteht man einen Messwert, der zur Beurteilung der gesundheitlichen Situation des Patienten dienen soll. Dieses Surrogat wird dann als Marker herangezogen, um beispielsweise den Erfolg einer Therapie zu beurteilen.

Krankheit wird immer häufiger nicht über Beschwerden oder organische Veränderungen definiert, sondern über veränderte Laborwerte.

Manche Surrogatmarker sind so etabliert, dass Ärzte wie Patienten selbstverständlich davon ausgehen, dass der Marker tatsächlich präzise etwas über die gesundheitliche Situation aussagt. Zum Beispiel der HbA1c-Wert von Diabetikern, der als Maß für das Risiko von Diabetes-Langzeitfolgen wie Erblindung oder Amputationen gilt. Andere Surrogatmarker wie Blutdruck und Blutfette werden zur Abschätzung des Herzinfarkt-Risikos genutzt.

Surrogatmarker sind unter Umständen allerdings leichter zu beeinflussen als die tatsächliche gesundheitliche Situation. Fokussiert man sich ausschließlich auf die Marker, kann ein Gefühl von falscher Sicherheit entstehen. Ein Surrogatmarker bildet bestenfalls nur einen Teil der Wirklichkeit ab und ist gegenüber anderen Aspekten blind. Surrogatmarker sind dann nützlich, wenn die Pathophysiologie der Erkrankung und der Mechanismus der therapeutischen Intervention völlig verstanden werden. Sonst warten die Rückschläge an der nächsten Therapie-Ecke.

Es stellt sich immer die Frage: Auffälliger Laborwert oder eigenständige Krankheit?

Krankheiten sind meist zu komplex, um sie auf einen einzelnen Laborwert reduzieren zu können. Oft ist eben nicht nur ein einziger Wert verändert, sondern es bestehen weitere Defizite, die sich mitunter nur nicht so einfach messen lassen.

Mediziner tendieren dazu, solche Beispiele eher als Ausnahmen anzusehen, statt den Nutzen von Surrogatmarkern generell auf den Prüfstand zu stellen. Folgerichtig ist schnell der Punkt erreicht, an dem ein anomaler Surrogatmarker selbst bereits als Krankheit eingeschätzt wird. Zum Beispiel Hypercholesterinämie als zu hoher und damit behandlungsbedürftiger Cholesterinspiegel.

Auch in unserem Gesundheitssystem werden Surrogatmarker zunehmend als Maßstab für die Qualität der Medizin herangezogen. Ziele wie die Verbesserung der Cholesterinwerte, des Blutdrucks und erhöhter Blutzuckerwerte sind geläufige Stellschrauben, mit denen die Gesundheit der Bevölkerung im Rahmen von „Public-Health-Initiativen" verbessert werden soll. Das ist dann sehr erfolgreich, wenn diese mobilen Checkpoints neben einem Bierzelt stehen.

FALLBEISPIEL

Der Arzt steht vor einem Rätsel. Was tun bei Diabetes? Blutzuckersenkende Medikamente, sogenannte orale Antidiabetika, können den HbA1c-Wert wirksam senken, gleichzeitig steigt unter Umständen das Herzinfarktrisiko.

Hm.

Blutdruckmedikamente können zwar den Surrogatmarker-Blutdruck reduzieren, haben aber keinen Einfluss auf das Schlaganfallrisiko.

Der Arzt reicht den Patienten weiter zu einem Kollegen.

Lösungsansatz

Im Vordergrund einer patientenzentrierten Medizin steht die einfache Frage: Nützt oder schadet die Maßnahme dem Patienten? Der Patient kann das nicht beurteilen, er muss dem Arzt vertrauen und der Arzt muss diesem Vertrauen gerecht werden. Veränderungen von Laborwerten liefern keine Antwort auf diese Frage. Erste Schritte sind bereits getan.

Die US-amerikanische Zulassungsbehörde FDA verlangt mittlerweile vor der Zulassung von blutzuckersenkenden Medikamenten einen Nachweis darüber, dass der Wirkstoff keine schädlichen Effekte auf das Herz-Kreislauf-System hat. Das ist ein Fortschritt, obwohl weiterhin unklar bleibt, ob die Medikamente überhaupt einen nützlichen Effekt haben.

Die Kriterien, nach denen die Nützlichkeit oder Schädlichkeit eines Wirkstoffes eingeschätzt wird, sollte man nicht erst am Ende, sondern am Anfang der klinischen Erprobung festlegen. Im Vordergrund des ärztlichen Handelns sollte die Frage stehen, wie sich eine Maßnahme auf die Gesundheit eines Patienten auswirkt, und weniger, wie man einzelne Laborwerte durch die Maßnahme verändert.

Gesundheitssysteme könnten gewaltige Summen einsparen, wenn nur Medikamente in den Handel kämen oder gleich dort blieben, die nachweislich einen positiven Effekt auf den Gesundheitszustand des Patienten haben.

Das können oft nur Langzeituntersuchungen feststellen.

Und manchmal ist auch einfach nur gesunder Menschenverstand gefragt. Einer 84-jährigen Dame mit erhöhten Cholesterinwerten die Lieblingsspeise zu verbieten, ist vielleicht eine Maßnahme, die dem Surrogatmarker gefällt, sicher aber nicht der Dame, wenn sie sich in der Konditorei einen kleinen Spaß gönnt.

PROBLEM: DIE MANIPULATION DURCH STUDIEN

Medizinische Studien bilden das Rückgrat für Therapieleitlinien, therapeutische Empfehlungen und die Entscheidung darüber, was als gute Praxis zu gelten hat. Sie gelten als Grundstein der evidenzbasierten Medizin.

Im besten Fall soll es sich bei diesen Wirkungsforschungen von Medikamenten um doppelblinde, randomisierte Studien handeln. Randomisiert bedeutet, es gibt eine Versuchsgruppe (im Fachjargon Verumgruppe), die mit einem Medikament behandelt wird, und eine Placebogruppe, die nur die Zuckerpille erhält. Die Zuteilung zu einer dieser Gruppen erfolgt zufällig. Um unverfälschte Ergebnisse zu erhalten, wissen weder der Untersucher noch der Proband, ob das Medikament oder das Placebo verabreicht wurde (deshalb doppelblind). Das klingt zunächst einmal sehr gut und sollte dafür sorgen, dass die erzielten Ergebnisse unvoreingenommen und richtig sind.

Ein Medikament wird normalerweise erst dann zugelassen, wenn man es mit einer Placebo-kontrollierten-Standardtherapie verglichen hat, das heißt, dass die Wirkung bestätigt ist, und wenn das Medikament der Standardtherapie überlegen ist und dem Placebo sowieso.

Manchmal verliert ein Medikament seine Bedeutung in der Behandlung. Man weiß mittlerweile, dass Aspirin in der vorbeugenden Anwendung zur Verhinderung von Herz-Kreislauferkrankungen keinen Effekt mehr hat, obwohl die Einnahme jedem empfohlen wurde. Das Problem ist, dass das Blutungsrisiko durch Aspirin in der Primärprävention höher ist als sein Nutzen. Bei Kopfweh soll jeder selbst entscheiden, ob man schon beim leisesten Pochen eine Tablette einwirft. Manchmal hilft auch ein Spaziergang an der frischen Luft.

Wunsch und Wahrheit sind in der Medizin nicht immer Geschwister, die sich gut verstehen. In den letzten Jahren hat die Häufigkeit wissenschaftlicher Befangenheit und direkten Betrugs immer mehr Aufmerksamkeit erregt. Natürlich untergräbt diese Entwicklung die

Glaubwürdigkeit der Wissenschaft. Zum Beispiel durch den Amerikaner Scott Reuben, Professor für Anästhesie und Schmerztherapie. Reuben hatte mehrere Studien gefälscht und wurde wegen Betrugs zu sechs Monaten Gefängnis verurteilt.

Ein großer Schwachpunkt ist, dass Studien, die keinen Nutzen eines Verfahrens aufzeigen, häufig gar nicht veröffentlicht werden. Wenn dann doch eine Studie einen positiven Effekt zeigt und veröffentlicht wird, so verzerrt das die Realität.

Und nicht zu vergessen die Frage, wer diese Studien eigentlich finanziert. Es ist bekanntlich so, dass viele medizinische Studien von der Pharmaindustrie finanziert werden. Sinnvoller wäre es, klinische Zulassungsstudien von einer offiziellen Behörde durchführen zu lassen. Nicht umsonst müssen in Studien Interessenkonflikte der Autoren dargelegt werden, was aber nicht immer der Fall ist. Die Moral wird manchmal mit dem Placebo runtergeschluckt und was bleibt, ist der bittere Nachgeschmack.

FALLBEISPIELE

John Ioannidis ist ein umstrittener Rebell. Der Gesundheitswissenschaftler und Statistiker ist Professor an der Stanford University im Bereich der Meta-Forschung. Bekannt wurde er insbesondere durch seine Methodenkritik. Der Mann hat höchste Reputation und wurde 2018 in die amerikanische National Academy of Medicine gewählt.

Ioannidis wird in einem Zug genannt, wenn es um die Frage der Glaubwürdigkeit medizinischer Studien geht. Er und sein Team haben immer wieder gezeigt, dass die Ergebnisse, die medizinische Forscher in ihren Studien veröffentlichten, häufig übertrieben oder ganz einfach falsch sind.

Dummerweise sind aber genau diese Studien die evidenzbasierte Medizin, auf die sich Ärzte verlassen, wenn sie Medikamente verschreiben oder zum Beispiel zu einer Operation raten.

Erschreckend ist die Größenordnung der Zahl an Studien, von der Ioannidis spricht. Er, einer der meistzitierten Wissenschaftler der Welt, kommt zu dem Er-

gebnis, dass bis zu neunzig Prozent der veröffentlichten medizinischen Studien fehlerhaft oder falsch sind.
Und er ist nicht der Einzige, der zu diesem Ergebnis kommt. Tatsächlich ist die Idee, dass die Therapien der Schulmedizin wissenschaftlich nachgewiesen, also evidenzbasiert sind und auf sicheren Füßen stehen, sehr irreführend. Das British Medical Journal veröffentlichte Daten, die besagten, dass von 2.500 untersuchten Therapien:

13 Prozent einen Nutzen aufwiesen,
23 Prozent einen möglichen Nutzen hatten,
8 Prozent sowohl nützlich als auch schädlich sein konnten,
6 Prozent eher keinen Nutzen hatten,
4 Prozent eher schädlich oder ineffektiv waren.

Die restlichen 46 Prozent der Therapien konnten weder als nützlich noch als schädlich eingestuft werden.
Untersuchungen zeigen auch auf, dass viele neue Therapien nur deshalb größere Verbreitung finden als althergebrachte, weil sie einfach geschickter vermarktet werden – und nicht etwa, weil sie durch solide wissenschaftliche Studien gedeckt sind.
Auf diesen Punkt wies eine Untersuchung der Mayo-Klinik mit Sitz in Rochester, Minnesota, aus dem Jahr 2013 hin. Um die Wirksamkeit medizinischer Therapien zu bestimmen, wurde die Häufigkeit der Abkehr von medizinischen Therapien über einen Zeitraum von zehn Jahren untersucht. Dabei kamen die Forscher zu dem Ergebnis, dass eine Umkehr bei medizinischen Therapien nicht nur häufig ist, sondern dass die angewandten Therapien für den Patienten häufig keinen Nutzen bringen.
Am interessantesten ist der Punkt in dem Bericht, der besagt, dass viele der allgemein angewandten Therapien tatsächlich mehr Schaden anrichten, als sie nutzen. Zum Beispiel die Hormontherapie bei Frauen nach der Menopause, die Herzinfarkte vermeiden sollte, aber dazu führte, dass das Brustkrebsrisikos stieg.

In einem Bericht des Wissenschaftsnachrichten-Portals LiveScience steht: „Eines der bekanntesten Beispiele für Befangenheit betrifft einen Selektiven Serotonin Wiederaufnahmehemmer (SSRI), ein Antidepressivum. Der Hersteller unterdrückte Studienergebnisse aus vier Testreihen, die nicht nur keinen Effekt der Substanz bei einem Off-label Gebrauch bei Kindern und Teenagern nachweisen konnten, sondern Hinweise auf ein möglicherweise erhöhtes Selbstmordrisiko in dieser Altersgruppe aufzeigten."

Ein Editorial des Fachmagazins Lancet im Jahre 2015 erklärt, dass rund die Hälfte aller medizinischen Studien falsch ist. Die Anklage gegenüber der Wissenschaft ist klar und geradeheraus: Ein Großteil der wissenschaftlichen Literatur, möglicherweise die Hälfte, könnte ganz einfach falsch sein. Beeinflusst durch zu kleine Studienpopulationen, geringe Effekte, invalide Erklärungsversuche, aktive Interessenkonflikte und eine Besessenheit, Modetrends in der Wissenschaft nachzugehen, die von zweifelhafter Bedeutung sind. Die Wissenschaft wendet sich gelegentlich ihrer dunklen Seite zu: Schlechte Methoden bringen auch Ergebnisse!

Es wird manchmal offensichtlich, dass es ein gut ausgebautes Netz zwischen Pharmaindustrie und Forschung gibt. Einen Club der toten Wahrheit.

Lösungsansatz

Ein möglicher Lösungsansatz besteht in der öffentlich finanzierten medizinischen Forschung für klinische Zulassungsstudien von Medikamenten, die einer strengen Qualitätskontrolle unterliegt und unabhängig von wirtschaftlichen Interessen ist.

Der Zugang zu Forschungsgeldern muss auf allen Ebenen erleichtert werden.

Alle klinischen Studien sollten vor Beginn in einem öffentlich zugänglichen Register gemeldet werden. Ohne eine solche Registrierung sollte keine Publikation erfolgen dürfen.

Studien mit negativem Ausgang müssten ebenso wie Positivstudien in gleichem Ausmaß publiziert werden, um eine Überbewertung der Ergebnisse zu vermeiden.

Mit der Forderung nach studientechnischer Transparenz und wissenschaftlich unantastbarer Exaktheit kann Österreich Pionierarbeit leisten. Ist das System etabliert, lässt sich das Beispiel auf Europa und den Rest der Welt ausweiten.

PROBLEM: DER TRICK MIT DEN GENERIKA

Generika sind Präparate, die auf den Markt kommen, sobald der Patentschutz der Originale abgelaufen ist. Ein Generikum ist also ein wirkstoffgleiches Medikament mit anderer Verpackung unter einem anderen Namen, das meist billiger zu beziehen ist. Dadurch glauben manche Patienten nicht mehr, dass sie gleich wirken.

Außerdem kann die sogenannte Bioverfügbarkeit zwischen 85 und 120 Prozent des Originalprodukts liegen. Die Bioverfügbarkeit ist eine pharmakologische Messgröße für den Anteil eines Wirkstoffes, der unverändert im systemischen Kreislauf zur Verfügung steht. Sie gibt an, wie schnell und in welchem Umfang der Stoff aufgenommen wird.

Bioverfügbarkeit misst man bei gesunden Probanden, nicht bei kranken Menschen und das Generikum kann fünfzehn Prozent weniger wirken, aber auch zwanzig Prozent mehr. Das wird dem Patienten eigentlich nie erklärt und führt natürlich zu Irritationen.

Besonders wenn die Farbschattierungen der Medikamente anders sind. Wenn eine blaue Pille auf einmal gelb ist oder orange, ist der Patient automatisch skeptisch.

Außerdem kommen Apotheken in Spitälern immer mehr unter ökonomischen Druck. Firmen, die mehrere Medikamente im Sortiment haben, schenken den Krankenhausapotheken ein bis zwei Präparate, dafür müssen sie die anderen kaufen. Eine Firma, die nur ein Produkt hat, zum Beispiel ein Generikum, hat nie eine Chance in den Klinikmarkt zu kommen, da diese Firma keine Kompensationsgeschäfte anbieten kann. Ihr Geschäftsmodell hat nur ein Standbein.

FALLBEISPIEL

Ein niedermolekulares Heparin, das zehn Jahre lang in einem Krankenhaus angewendet wird und mit dem das ärztliche Personal sowie das Pflegepersonal bestens umgehen kann, steht plötzlich nicht mehr zur Verfügung. Dafür muss man auf ein anderes Präparat umsteigen, das jetzt gratis verteilt wird. Die genaue

Dosierung ist noch nicht in die Alltagsroutine des Spitals übergegangen. Es gibt kleinere und größere Komplikationen. Jetzt wieder, kurz nach einer Operation. Beim übergewichtigen Alex K., 69, verordnete der Assistenzarzt eine zu niedrige Dosierung. Glücklicherweise korrigierte das der Oberarzt, sonst wäre es wahrscheinlich zu einer Lungenembolie gekommen.
Manchmal entscheiden ein paar Milligramm zwischen Leben und Tod.

Lösungsansatz

Pharmafirmen sollten hinsichtlich der Preisgestaltung einem ethischen Kodex unterworfen sein.

Hier könnte die EU eingreifen. Wenn sie eine Richtlinie herausgeben kann, wie die Banane gebogen ist, dann kann sie sicher auch Richtlinien herausgeben, nach welchen Kriterien Preise von den Pharmafirmen bestimmt werden können.

Auch ändern sich bei den Medikamenten ständig die Generika-Namen, deshalb kommt es zu Unsicherheiten. Aus diesem Grund soll man eigentlich nicht die Handelsnamen, sondern die Inhaltsstoffe nennen, die zu Klarheit und einer größeren Sicherheit führen. Hier müssten immer die gleichen Konzentrationen und Dosierungen vorhanden sein, sonst führt dies erneut zu Fehldosierungen.

KAPITEL SECHS

DER VERNACHLÄSSIGTE ALTE

Im letzten Kapitel widmen wir uns einem Thema, das in den Medien, in der Politik und auch in der Gesellschaft untergeht. Es wird von den Problemen der oberen Kapitel überschattet. Dabei geht es um die Versorgung und den Umgang mit der älteren Generation. Familien haben keine Zeit, kein Geld, keine Nerven mehr, sich um ihre Omas und Opas, Tanten und Onkel zu kümmern. „Im Heim sind sie besser aufgehoben."

Die Alten werden den Ärzten und Pflegern übergeben. Viel Glück.

Aber: Das Glück wird der Altenpflege nicht hold sein. Die Ausbildung hinkt. Die Geriatrie wird im Spital vernachlässigt. Den Heimen fehlen die Hausärzte. Der Tod ist ein Tabuwort. Und die Patientenzahl steigt. Es braucht dringend mehr Verständnis für diese Probleme und nicht zuletzt: innovative Lösungen.

PROBLEM: MEHR ALTE PATIENTEN ALS JE ZUVOR

Eine Balance zwischen jung und alt gibt es schon lange nicht mehr. Fakt ist: Im Gesundheitssystem müssen immer mehr alte Patienten behandelt werden. In den Spitälern ist die Zahl der Entlassungen von Patienten insgesamt um fünf Prozent gestiegen, dabei ist die Zahl der unter 20-Jährigen um 20 Prozent gesunken. Bei den 65- bis 89-Jährigen ist sie um 18 Prozent gestiegen und bei den über 90-Jährigen um 64 Prozent hochgeschnellt. Es kommen und gehen also durchschnittlich viel mehr Menschen im Rentenalter als Jahrgänge darunter. Darauf muss sich das System erst einstellen.

FALLBEISPIEL

Die 93-jährige Ilse R. wird wegen akuter Herzschwäche und Fieber in die Notaufnahme des Krankenhauses gebracht. Es entwickelt sich schon in der Ambulanz ein akutes Atemversagen, die Patientin ist nicht mehr ansprechbar.

Die Tochter der Patientin berichtet über ein chronisches Lungenleiden und einen fraglichen Krampfanfall kurz vor der Einlieferung in das Krankenhaus.

„Ich weiß es aber auch nicht so genau", sagt die Frau, „meine Mutter hat auf einmal so geröchelt, wissen Sie, schrecklich, dann ist sie blau angelaufen und ich hab geglaubt, sie erstickt jetzt."

Der internistische Facharzt führt mit den Angehörigen der Patientin und der betreuenden Intensivmedizinerin ein ausführliches Gespräch. Er entscheidet am Ende, dass Ilse R. in die Intensivstation zur unterstützenden Beatmung verlegt wird. Invasive Maßnahmen wie künstliche Beatmung oder ein Dialyseverfahren sollen nicht gemacht werden, heißt es. Das wird vom gesamten Betreuungsteam beschlossen. Man geht davon aus, dass Ilse R. einen Atemwegsinfekt hat.

In den folgenden zehn Tagen gelingt es, die alte Dame nach und nach zu stabilisieren. Die tägliche Atemtherapie greift.

Ilse R. wird in die lokale Akutgeriatrie überstellt. Bei der Aufnahme ist die 93-Jährige desorientiert und unruhig. Sie sieht eine Uhr, weiß aber nicht, wie spät es ist. Zeit ist für sie verschwommen, nicht greifbar, zäh wie Melasse.

Neben den internistischen Diagnosen zeigen sich ein Muskelschwund, ein Eiweißmangel, dazu eine Schluckstörung. Die Frau kann kaum ein Glas Wasser trinken. Insgesamt sind die Kriterien eines Frailty-Syndroms erfüllt. Das steht für Gebrechlichkeit bei älteren Menschen.

Einige Tage später leidet Ilse R. unter Herzrhythmusstörungen und hat einen Krampfanfall, der sofort behandelt wird. Wieder nach einigen Tagen bekommt sie Fieber, kann weder essen noch trinken. Es besteht der Verdacht auf eine Lungenentzündung.

Der Oberarzt leitet eine umfangreiche Therapie mit Antibiotika ein, die Patientin muss künstlich ernährt werden.

Die alte Frau ist völlig desorientiert und bewusstseinsgetrübt. Sie halluziniert und kann mit der Welt nichts anfangen. Sie sieht rot glühende, puppengroße

Dämonen durch den Raum schleichen und hört Geigenmusik von irgendwoher. Erstaunlicherweise kommt es zu einer Stabilisierung. Ilse R. wird vom gesamten geriatrischen Team betreut. Durch die konzentrierten Bemühungen kann sie sich zumindest wieder mit einem Rollator fortbewegen. Es gelingt ihr sogar, mit Hilfe, wieder selbst Nahrung zu sich zu nehmen. Die Schluckstörung betrifft nur mehr Flüssigkeiten, deshalb gibt man ihr eingedickte Kost und hochkalorische Zusatznahrung.
Das Ärzteteam stimmt sich mit einer Sozialberaterin ab. Jeder weiß, was zu tun ist, jeder Griff sitzt, jedes Gespräch ist kurz und effizient. Knapp einen Monat nach der Aufnahme wird die Frau aus dem Krankenhaus entlassen. Daheim wartet auf sie eine 24-Stunden-Betreuung. Das hat das Spital organisiert.

Lösungsansatz

Der Fall zeigt, dass alte Menschen eine spezielle Behandlung brauchen. Es beginnt schon in der Notfallaufnahme, wo alle Akteure einbezogen werden müssen, was eine entsprechende geriatrische Qualifikation des Betreuungsteams voraussetzt und viel Zeit kostet.

Der Verlauf zeigt die klassischen Elemente von eskalierenden und deeskalierenden Regelkreisen, wie sie in der geriatrischen Medizin immer wieder vorkommen. Und wie wichtig das Zusammenspiel von Intensivmedizin und Akutgeriatrie ist. Dazu kommt die hohe Effizienz und Effektivität geriatrischer Teams. Sie werden immer wichtiger, je mehr alte Menschen es gibt.

Infolge der stetig wachsenden Zahl an alten und geriatrischen Patienten, die ins Krankenhaus aufgenommen werden, ist die Einrichtung geriatrischer Notfallaufnahmen erforderlich. Diese Ambulanzen für alte Menschen orientieren sich an deren speziellen Bedürfnissen und verhindern eine Fehlversorgung, sei es eine Über- oder eine Unterversorgung. Zuständig, um solche Einrichtungen aufzubauen, wären die Landespolitik oder die Sozialversicherung. Aber auch die Krankenhäuser müssen Initiative zeigen. Solange die Wertigkeit des Faches Geriatrie derart gering geschätzt wird, wird sich das allerdings nicht ändern.

Zusätzlich bedarf es einer spezialisierten Betreuung vom Zeitpunkt der Aufnahme bis zur Entlassung und darüber hinaus. Entlassungsmanagement ist ein Prozess und nicht eine einzelne Maßnahme. Es soll mit dem ersten Kontakt im Krankenhaus beginnen und standardisiert in die Betreuung eingebunden sein.

Gemeinsam mit den Alten, ihren Angehörigen und Betreuern sollen die Entlassungsvorstellungen und Ziele für die nachfolgende Betreuung geplant werden. Hier ist die Zusammenarbeit aller relevanten Einrichtungen erforderlich, um die Wahrscheinlichkeit von zukünftigen und wiederholten Krankenhauseinweisungen zu verringern.

PROBLEM: ALTERSDISKRIMINIERUNG

Vor über 2000 Jahren hat sich Marcus T. Cicero gegen die Diskriminierung von alten Menschen gewandt – einer der Ersten, der beherzt gegen Altersdiskriminierung, kurz *Ageism,* aufgetreten ist. Er stemmte sich gegen die Vorwürfe, dass Menschen im Alter nicht mehr *tätig* sein können. Die Körperkräfte schwinden, die Lust geht flöten und der Genuss vertschüsst sich gesenkten Hauptes. Man denke nur noch an den nahenden Tod.

Dem Verfall widersprechend, wies Cicero auf eine Vielfalt von politischen, erzieherischen, häuslichen, philosophischen und künstlerischen Betätigungen des Menschen hin. Im Alter mögen die Knochen schwächeln, doch überwiegen die geistigen Kräfte.

Auch darin lassen sich Freude und Zufriedenheit finden – auf Leistungen zurückzublicken und das natürliche Ende des Lebens zu erkennen. Nach einem erfüllten Leben bewertet man das Ende anders als in jungen Jahren. Es verliert seinen Schrecken. In der Erwartung des Fortlebens der Seele nach dem Tod.

Heutzutage drückt Ageism – ein furchtbares Wort – leider immer noch schwerer auf das Gemüt als die klugen Überlegungen von Cicero. Das ist nicht nur ein ethisches Problem, sondern führt auch zu gesundheitlichen Schwierigkeiten. Es stellt einen Risikofaktor für chronische Erkrankungen dar. Alte Menschen, die mit unterschwelligem oder offen altersdiskriminierendem Verhalten konfrontiert sind, die selbst daran glauben, erleben sich abhängig, ungesund, leblos. Sie haben ein schlechteres Gedächtnis, eine schlechtere Handschrift, wenig Selbstvertrauen und verfallen in stereotype Verhaltensweisen alter Menschen.

Besonders multimorbide alte Menschen beklagen, dass ihren Behandlungswünschen und -erfordernissen nicht entsprochen wird. Man lässt sie buchstäblich links liegen.

Ageism führt zu herabgesetzter psychischer Gesundheit, depressiven Symptomen, geringerem Wohlbefinden, mangelndem Lebenswillen, einer kürzeren durchschnittlichen Lebenserwartung, vorzeitigem Altern, einer langsameren Erholung von Krankheiten sowie erhöhtem Blutdruck und Puls.

Die *Weathering Hypothesis*, also die Alterungs- oder Verwitterungshypothese, besagt, dass fortgesetzter Ageism ein chronischer Stressor sein kann – mit massiven negativen gesundheitlichen Folgen, verbunden mit dem Risiko für chronischen Erkrankungen wie Schlaganfall, Nieren- und Herzerkrankungen, Übergewicht und Diabetes.

Die Reduktion von Altersdiskriminierung in unserer Gesellschaft hätte nicht nur einen gesundheitlichen Effekt, sondern auch einen monetären. In den USA schätzt man die jährlichen Kosten von Ageism im Gesundheitssystem auf 63 Milliarden Dollar.

FALLBEISPIEL

Die diensthabende Pflegerin in der Geriatrie kommt bei ihrer abendlichen Kontrollrunde in das Zimmer der 88-jährigen Elsbeth B. Sie merkt sofort, dass etwas nicht stimmt. In den letzten Tagen ist es der Patientin, die nach erfolgreicher Operation eines Oberschenkelhalsbruches zur Remobilisation in der Abteilung aufgenommen wurde, sehr gut gegangen. Jetzt ist die Patientin kurzatmig. Kalter Schweiß steht ihr auf der Stirn und sie klagt über Schmerzen in der Brust.

Der diensthabende Facharzt wird gerufen, der Elsbeth B. eingehend untersucht. Er verabreicht ihr ein Medikament gegen die Schmerzen und die Atemnot. Sie kommt zum EKG und zur Blutabnahme. Der Zustand der Patientin verschlechtert sich weiter. Der Arzt ordnet eine CT-Untersuchung der Lunge an. Die Schwester telefoniert wegen eines Termins. Im Hintergrund hört sie, wie sich jemand über die Anforderung beschwert: „Was sollen die ganzen Untersuchungen bei den alten Leuten?“

Währenddessen wird der 89-jährige Anton G. von der Notaufnahme an die Akutgeriatrie überstellt. Er hat eine Lungenentzündung, die im Krankenhaus behandelt werden soll. Anton G. kommt auf die Station, sieht lauter ältere Menschen und beschwert sich lautstark bei der diensthabenden Pflegerin: „Was soll ich hier? Hier gibt es ja nur Alte und Kranke.“

Lösungsansatz

Alte Menschen verdienen Respekt. Angehörige in Gesundheitsberufen sind gefordert, sich des Themas Ageism verstärkt anzunehmen. Vorurteile gehören abgelegt. Dazu muss man sich in erster Linie bewusst machen, dass es Altersdiskriminierung gibt. Es braucht die interdisziplinäre Diskussion zwischen den einzelnen Berufsgruppen über die Folgen.

Außerdem sollten alte Menschen im Gesundheitswesen darin unterstützt werden, ihre Rechte im Kontakt mit Ärzten und Pflegern zu kennen und ihre Autonomie zu wahren.

Die Angebote der österreichischen Abteilungen für Akutgeriatrie und Remobilisation, kurz AG/R genannt, sollten noch stärker in die Bevölkerung transportiert werden. AG/R arbeiten für geriatrische Patienten wie eine Kardiologie für Herzpatienten.

PROBLEM: DIE BEHANDLUNG ALTER MENSCHEN IN DER NOTAUFNAHME

Die Behandlung alter Patienten in der Notaufnahme braucht spezifisches Know-how, das es dort momentan noch nicht gibt.

Warum? Alte Menschen präsentieren sich oft mit abgeschwächten oder fehlenden Symptomen, obwohl sie eine schwere, möglicherweise sogar lebensbedrohliche Erkrankung haben. Das liegt daran, dass sie schlechter sehen und hören, kognitiv eingeschränkt oder sogar dement sind. Daher ist die Einschätzung des eigenen Zustands mitunter völlig falsch. Dazu kommt die eingeschränkte Kommunikation mit dem Notfallteam. Kurzum: Man weiß nicht, was man hat, und kann es nicht sagen.

Der Arzt muss also genauer arbeiten. Die Anamneseerhebung und die klinische Untersuchung eines alten Menschen erfordern spezielle Kenntnisse der Geriatrie. Dafür braucht es geriatrisch geschulte Ärzte, die Probleme schneller erkennen.

Solche Probleme können sein: mangelhafte Einschätzung der Medikamenteneinnahme, falsche Einschätzung der Erkrankung, Nichterkennen einer Infektionskrankheit durch fehlendes Fieber und Verkennen einer koronaren Herzkrankheit. Es gibt Tausende Möglichkeiten. Wichtig ist auch, immer den Patientenwillen zu berücksichtigen und Entscheidungen in den vorgegebenen Parametern zu treffen. Für den Arzt ist das ein Hochseilakt ohne Netz.

FALLBEISPIEL

Der 81-jährige Walter Z. trifft sich mit einem guten Freund. Sie gehen spazieren, wie jeden Tag. Walter Z. klagt über Kopfschmerzen, Schwindel und ausgeprägtes Unwohlsein.

„Weißt du, Klaus, so schlecht wie heute war mir schon lange nicht", sagt er. Außerdem leide er unter starker Mundtrockenheit und müsse vor allem in der Nacht öfter die Toilette aufsuchen.

„Du kennst das vielleicht", sagt er und sein Freund nickt nur.

Nach dem Gespräch mit dem Bekannten beschließt Walter Z., auf den Rat seines Freundes die Notfallaufnahme des Krankenhauses gleich in der Nähe aufzusuchen.
Die Beschwerden beschreibt er dort so: Er habe seit heute Nachmittag vermehrt dieses Pochen hinter der Stirn oder beim rechten Ohr, merkwürdig auch, dass die Welt schwankt, wenn er den Kopf dreht, außerdem sei ihm nicht gut und er habe das Gefühl, ständig Wasser trinken zu müssen.
„Ist das was Ernstes?", fragt er.
Außerdem wolle er morgen seinen Freund Klaus treffen, zum Spazierengehen. „Gehen ist wichtig", sagt er.
Walter Z. leidet seit vielen Jahren unter Bluthochdruck, kommt immer wieder zu Sturz. Meistens, weil er stolpert. Er bemüht sich, aber der Weg ist wie das Leben: steinig.
Bisher lebte Walter Z. allein in einem kleinen Haus, das er mit seiner verstorbenen Gattin gemeinsam gebaut hatte. Den Alltag bestreitet er größtenteils selbstständig, gelegentlich helfen ihm seine Schwester Anna und seine Enkelin Nina im Haushalt. Walter Z. war über längere Strecken mit einem Stock gut unterwegs, also mobil. Zum Zeitpunkt der Aufnahme erhielt er zusätzlich zu einer kleinen Pension Pflegegeld der Pflegestufe Eins. Externe soziale Hilfsdienste musste er bis dato nicht beanspruchen.
Die Ärzte stellen einen ausgeprägten Salzmangel fest, der trotz adäquater und unverzüglicher Behandlung in der Notfallaufnahme negative Auswirkungen auf die Selbstständigkeit und Selbstbestimmtheit des Patienten hat.
Eine anfangs nur leicht eingeschränkte Gedächtnisleistung verschlechtert sich durch eine akute Verwirrtheitsepisode im Krankenhaus stark .
„W-w-wo bin ich?" – „Komm, Klaus, gehen wir spazieren." – „Niemand ist schuld, oder?" – „Wer sagt, dass ich verwirrt bin?" – „Warum das denn? Kennt ihn niemand?"
Die bestehende Schlafstörung entwickelt sich zu einem ausgeprägten nächtlichen Wandertrieb. Beim Gang auf die Toilette stürzt er und bricht sich den Arm. Walter Z. kommt erneut in die Notfallaufnahme. Gegen die Schmerzen erhält er eine notwendige Schmerztherapie, die die Verwirrtheit des Patienten allerdings

verstärkt. Der Zustand verschlechtert sich trotz geschulten geriatrischen Personals und vorhandenen Ressourcen.
Die Situation dementer Menschen im Krankenhaus ist geprägt von Stress. Das führt oft zu einer Verschlechterung des funktionellen und kognitiven Status, außerdem zu einem zunehmenden Verlust der Selbstständigkeit.
Walter Z. erholt sich nicht mehr. Er starrt gegen die Wand.

Lösungsansatz

Zuerst muss ein Patient als Fall für die Geriatrie identifiziert werden, damit danach entsprechend vorgegangen werden kann. Es braucht ein Triagesystem, also eine konkrete zeitliche Einteilung des Ablaufs in der Notfallaufnahme, speziell für alte Patienten. Dazu sollten die Ärzte und Pfleger für die Problematik der Behandlung alter Menschen geschult sein oder es braucht die Vernetzung zur bestehenden Geriatrie-Abteilung. Notfallaufnahmen für alte Patienten müssen durch geriatrisch geschulte Ärzte geleitet werden.

Der Behandlungsplan muss immer mit dem Patienten und den Angehörigen besprochen werden, er basiert auf folgenden Schritten: einer umfassenden Diagnostik, der Erfassung der Probleme, einer Einschätzung der Ressourcen und Defizite. Dem allen übergeordnet sind das Patienteninteresse und die Behandlungsziele. Wünsche und Präferenzen müssen berücksichtigt werden und es braucht eine Abschätzung der Lebenserwartung.

Zusätzlich müssen zwischenmenschliche Anerkennung, Wertschätzung, Zuwendung und Zuneigung als Grundhaltungen gelebt werden, ansonsten ist die Einführung von neuen Methoden und Konzepten sinnlos. Das gilt natürlich für alle Stationen.

PROBLEM: DER MISSBRAUCH VON NOTÄRZTEN

Es ist ein klassisches Beispiel für das Versagen des Systems.

Die Notarzt-Alarmierung ist zentralisiert. Dadurch sind die Hausärzte ausgeschalten, stehen außen vor. Sie können sich an der Grundversorgung ihrer Patienten nicht mehr beteiligen.

Für einen Allgemeinmediziner oder Facharzt nach Notarztausbildung ist der Einsatz als Notarzt erlaubt. Viele wollen aber viele nicht mehr als ein solcher tätig sein. Weil es eine sehr aufwendige, zeitintensive und stressige Aufgabe ist.

Der Systemfehler beginnt aber schon in der Ausbildung. Da kaum mehr Ärzte die Ausbildung zum Arzt für Allgemeinmedizin machen, gibt es die neue Notarztausbildung. Dafür hat die Politik ein neues Gesetz verabschiedet, dass Ärzte auch Notarzttätigkeit ausüben dürfen. Voraussetzung: 33 Monate ärztliche Berufsausübung, wenn sie die notärztlichen Qualifikationen haben. Dazu gehören bestimmte Fähigkeiten, die erlernt werden müssen, außerdem zwanzig dokumentierte Einsätze, die von einem erfahrenen Notarzt supervidiert, sprich begleitet und begutachtet werden.

Es gibt ein Abfrageschema in der Notrufzentrale, nach deren Einschätzung der Notarztwagen oder der Hubschrauber gerufen wird.

Hier zeigt sich der Ärztemangel deutlich. Da immer weniger Allgemeinärzte ihrem Dienst nachgehen, müssen Notärzte teilweise Aufgaben übernehmen, die kein Notfall mehr sind. Die Notarztfehleinsätze bewegen sich in Österreich zwischen dreißig und vierzig Prozent. Das heißt, jeder dritte Notfall ist gar keiner.

Bestes Beispiel: die Totenfeststellung. Das ist keine Aufgabe des Notarztes, sondern benötigt speziell beeidete Ärzte, die von der Gemeinde angelobt werden müssen, eine Leiche als solche zu identifizieren. Man kann nicht die Hausärzteversorgung auf ausgebildete Notärzte abwälzen. Trotzdem kommt es immer wieder zu solchen Vorfällen. Der Notarzthubschrauber wird zu einem Menschen bestellt, der seit mindestens drei Stunden tot ist. Das ist das teuerste und zugleich sinnloseste Instrument medizinischer Versorgung: ein Hubschrauberflug ohne Patienten.

FALLBEISPIEL

Der 80-jährige Alfons E. ist Asthmatiker. Seine Frau Rita bemerkt, dass er immer schwerer atmet, nach Luft ringt, panisch mit den Händen fuchtelt. Sie wählt die Notrufnummer. Die Alarmierung konstatiert: Atemnot. Lebensgefahr.
Alfons F. findet seine Asthma-Sprays daheim und behandelt sich in der Zwischenzeit mit drei, vier Hüben des Asthma-Präparats selbst.
Das weiß der Notarzt nicht und kommt mit dem Helikopter. Da steht der Rentner schon munter vor der Haustür. Koffer fertig gepackt für den Flug ins Krankenhaus. Wäre der Hausarzt zu diesem Patienten gefahren, hätte sich der Notarzt-Hubschraubereinsatz erübrigt. Hätte der Patient über seine Asthma-Sprays informiert, wäre ein Einsatz überhaupt hinfällig gewesen. Ein Missverständnis, nicht weiter schlimm. Alle sind froh, dass der Opa gut drauf ist.
Am nächsten Tag fliegt der Notarzt zu einer alten Frau, die gestürzt ist. Lebensgefahr? Nein. Zu wenig Wasser getrunken. Schwindlig geworden. Gefallen. Nichts gebrochen, zum Glück, alles okay.

Lösungsansatz

Eine Möglichkeit besteht darin, geografische Notarztstützpunkte zusammenzulegen, denn man braucht keine Doppelversorgung am Boden und aus der Luft. Damit wäre die Notfallversorgung in den Bundesländern für die Menschen gesichert. Das wäre ein Ansatz.

Oder man integriert wieder Hausärzte in das System. So wird der praktische Arzt informiert und fährt zum Patienten, wenn Not am Mann ist.

Das würde natürlich erfordern, dass er das volle Wartezimmer verlässt, was naturgemäß zu Missverständnissen bei den Patienten führt. Würde man den Patienten erklären, dass es sich um einen Notfall handelt und jeder davon betroffen sein kann, hielte sich der Gram in Grenzen.

Den Sondereinsatz des Hausarztes müsste man natürlich und vor allem finanziell attraktiv vergüten. Im früheren System, wo der Hausarzt Teil des Systems war und man noch Bezirksalarmierungssysteme hatte, kam die Information auch zum Rettungssanitäter und zum Notarzt, weil hier immer die erfahrensten älteren Rettungssanitäter am Telefon saßen. Leute, die aus ihrer jahrzehntelangen Erfahrung alle Informationen hatten. Die Hausärzte wurden informiert. Der Hausarzt fuhr zum Patienten und man betreute den Patienten gemeinsam.

Je zentralistischer das Alarmierungssystem angelegt ist, desto anonymisierter wird es. Entscheidungen werden mehr nach abstrakten Kriterien getroffen, nicht nach Erfahrung. Das führt zu einer großen Zahl von Fehleinsätzen, da die Information nicht ausreichend selektiert erfolgt, sondern die Abfrage nur nach gewissen Symptomen durchgeführt wird. Schlecht geht's Ihnen, ja? Atemnot? Der Notarzt ist schon auf dem Weg.

PROBLEM: DER HAUSARZT UND DAS PFLEGEHEIM

Generell ist das Versorgungssystem der Hausärzte folgendermaßen aufgebaut: Vormittags werden die Patienten in der Praxis untersucht und am Nachmittag die Hausbesuche gemacht. Abends, in der Nacht und am Wochenende gibt es bei akuten Problemen nur einen Ärztenotdienst oder den Notarzt selbst. Weil immer weniger Hausärzte in der Nacht zur Verfügung stehen.

Aber wo bleiben die Pflegeheime? Normal regelt das der Hausarzt noch dazu, allerdings gibt es immer wieder Probleme mit der Erreichbarkeit. Wodurch es wiederum zu Krankenhaustransporten und -einweisungen kommt, die vermeidbar gewesen wären.

Viele Krankentransporte zwischen Pflegeheimen und Spitälern sind unnötig. Je nach Studie beträgt die Rate vermeidbarer Transporte bis zu 77 Prozent. Allein in Kärnten sind das weit mehr als 10.000 Transporte aus Pflegeheimen ins Krankenhaus pro Jahr. Viele Patienten könnten in Ruhe im Heim bleiben und wären nicht dem Stress der Vorbereitung, der Fahrt ins Krankenhaus, der Wartezeit dort und der Wiedereingewöhnung im Heim ausgesetzt.

Die Frequenz und Qualität der ärztlichen Versorgung von Pflegeheimbewohnern ist sehr heterogen geregelt. Sie hängt hauptsächlich von der Heimleitung ab, die das organisiert.

Ein großes Problem in diesen Fällen ist die Bezahlung der Ärzte. Die Besuche sind mit einem erheblichen Aufwand verbunden, der vom Gesundheitssystem nicht adäquat vergütet wird. Diese Besuche sind aber sehr wichtig für die einzelnen Patienten. Viele Heimbewohner sind aufgrund ihres Gesundheitszustands nicht mehr in der Lage, sich selbst um ihre ärztliche Versorgung zu kümmern. Die Angehörigen haben die Verantwortung oftmals an das Heim abgegeben.

Nicht selten sind Ärzte der Ansicht, von den Pflegekräften wenig über deren Umgang mit den Bewohnern erfahren zu können, die Informationen werden häufig als unzureichend erlebt. Obwohl gerade das Pflegepersonal die Heimbewohner am besten kennt. Die Pflegekräfte haben täglich mit ihnen zu tun, sind dadurch die wichtigsten

Informanten. Das erkennen viele Ärzte nicht, stehen für Informationsaustausch unzureichend oder ungern zur Verfügung. Das Pflegepersonal wiederum fühlt sich zu wenig wertgeschätzt.

FALLBEISPIEL

Die Familie beschließt, die gebrechliche Stefanie U., 91, in ein Heim zu geben. Dort soll man sich gut um die alte Frau kümmern. Um zu Hause wohnen zu können, bräuchte sie eine 24-Stunden-Pflege, das wäre aber zu teuer. Auch wenn die Oma lieber in ihrem Haus mit dem schönen Garten bleiben würde. Es geht einfach nicht mehr.

Das Problem: Stefanie U. verlangt regelmäßig ihren Hausarzt. Zu dem geht sie schon seit vielen Jahren. Er weiß genau, was sie braucht. Der Arzt hat aber gerade siebzig Patienten zu betreuen. Im Pflegeheim ist er selten, weil es von seiner Ordination ziemlich weit entfernt liegt und er am Nachmittag seine Hausbesuche abstatten muss. Er arbeitet viel, der Arzt.

Daher wird Stefanie U. immer ins Krankenhaus eingewiesen, wenn sie etwas hat und ihr Hausarzt nicht erreichbar ist. Obwohl er sie besser behandeln könnte als fremde Ärzte im Spital. Schwierige Situation.

So auch heute.

„Mir ist sehr schwindlig “, sagt Stefanie U., „und schlecht.“

„Sollen wir die Rettung rufen?“, fragt die Heimschwester.

„Sicher nicht. Ich will meinen Doktor sehen. Der soll kommen, der liebe Mann. Nur er kennt mich, wissen Sie, Schwester Ilse? Seit vierzig Jahren.“

Die Heimschwester wählt seine Handynummer, kommt auf die Mobilbox. Um keine Zeit zu verlieren, wählt sie 144. Draußen beginnt es zu regnen.

Lösungsansatz

Die Langzeitpflege hat sich europaweit zu einem eigenständigen Bereich zwischen Gesundheits- und Sozialwesen entwickelt. Jedoch besteht hier das Problem der Qualitätssicherung, die noch großen Aufholbedarf hat.

Zur Sicherung einer qualitativ hochwertigen medizinischen Versorgung ist die geriatrische Fachkompetenz der betreuenden (Haus-)Ärzte zu fördern, etwa durch das Angebot, geriatrische Zusatzkompetenzen zu erwerben. Unser Vorschlag: Ärzte mit geriatrischer Ausbildung erhalten für den Einsatz in Pflegeheimen eine höhere Bezahlung. Das wurde durch die Krankenkasse geprüft. Seither Stillstand.

Gute Vorschläge bekommen selten eine Antwort und münden so gut wie nie in eine Lösung. Sinnvolles bleibt auf der Strecke.

Oder es gibt eine erweiterte Unterstützung, durch den Einsatz von geriatrischen Konsiliarärzten.

Unterm Strich braucht es eine gerechtfertigte Bezahlung des Aufwands für Hausbesuche im Pflegeheim und eine gute Zusammenarbeit zwischen Ärzten und Pflegern.

Bei der Bezahlung der Hausärzte wäre allein schon die Aufhebung der Limitierungen für Folgevisiten ein Schritt in die richtige Richtung. Das aktuelle System sieht vor: Für den ersten Patienten im Heim wird gezahlt, für die weiteren Visiten in anderen Zimmern werden die Leistungen nicht mehr zur Gänze abgegolten, weil sich der Arzt in einer Einrichtung befindet. Dabei macht er die gleiche Tour wie, sagen wir, in einem Wiener Gemeindebau. Der Unterschied zum Heim liegt in der Abrechnung. Bewohner verschiedener Wohnungen in einer Wohnhausanlage zählen alle extra, die Patientenleistungen werden dort zu hundert Prozent abgerechnet, nicht so in der Pflegeeinrichtung. Für den Arzt ist diese Limitierung ein finanzieller Nachteil.

Für eine funktionierende Zusammenarbeit zwischen Ärzten (Haus- und Fachärzten) und Pflegekräften in Alten- und Pflegeheimen sind wichtig: das gegenseitige Vertrauen, eine geringe Zahl an Ansprechpartnern (betrifft sowohl die Zahl der betreuenden Hausärzte als auch die Zahl der Pflegekräfte), verbindliche Absprachen unter den Ärzten sowie zwischen Ärzten und Pflegekräften, dazu gemeinsame Fortbildungen von Ärzten und Pflegekräften.

Die Ansätze betreffen eine bessere Kommunikation, eine faire Vergütung der Visiten, weniger Bürokratie, mehr Zeit bei den Visiten, Einstellung eines Heimarztes und regelmäßige Ärztetreffen.

Bei der Langzeitpflege ermöglichen Qualitätsmanagement-Systeme mehr Transparenz, Klarheit über die Leistungen und eine Verbesserung der Struktur-, Prozess- und Ergebnisqualität. Das betrifft alle Beteiligten: öffentliche Kostenträger, Betreiber von und Beschäftigte in Alten- und Pflegeheimen, am Ende natürlich die Bewohner und ihre Angehörigen.

Es ginge also sehr wohl, wenn man sich des Problems annehmen würde.

PROBLEM: DIE ZUSAMMENARBEIT DER DISZIPLINEN

Akute Ereignisse bei alten Menschen sind immer eine ernste Gefahr. Beispielsweise ist ein Knochenbruch, vor allem im hüftnahen Bereich, oft nur die Spitze des Eisbergs. Flüssigkeitsmangel, reduzierter Ernährungszustand, Bewegungsmangel, Probleme beim Hören, Sehen und mit dem Kurzzeitgedächtnis erhöhen deutlich das Risiko, verwirrt zu werden.

Die Gebrechlichkeit bewirkt eine zusätzliche Verletzlichkeit, da sich die Patienten in einem labilen Gleichgewicht mit nur sehr geringen Reserven befinden. Nach einer Untersuchung des deutsch-belgischen Mediziners Hendrik van den Bussche sind 62 Prozent der über 64-Jährigen als multimorbid anzusehen. Das heißt, drei von fünf Menschen leiden an mindestens drei chronischen Krankheiten, und zwar in drei von vier Quartalen, sprich neun Monate im Jahr. Umgelegt auf unsere Gesellschaft, sind das ein paar Hunderttausend.

Zusätzliche Begleiterkrankungen sind bei der Aufnahme im Krankenhaus nicht immer sofort und in ganzem Umfang ersichtlich. Sie bergen weitere Gefahren von zusätzlichen, nicht vorhersehbaren Komplikationen.

Eine routinemäßige Erfassung des Risikoprofils von alten Patienten wird derzeit kaum noch durchgeführt, ist aber für den weiteren Behandlungsverlauf von großer Bedeutung. Ja, essenziell.

Besonders wichtig ist neben der selbstverständlichen Erfassung der Vitalparameter und des Schmerzpegels die Einschätzung des allgemeinen Risikos, der Gedächtnisfunktion und des Ernährungsstatus. Es gilt also, erst die Dringlichkeit zu erfassen und jene Pensionisten herauszufiltern, die man der sogenannten „Gruppe der geriatrischen und vulnerablen Patienten“ zuordnet. Für den Arzt bedeutet das: Check auf Multimorbidität plus Check auf Risiko eines Funktions- und/oder Autonomieverlusts.

Es kommt zu einer Reihe von gesundheitlichen, funktionellen, psychischen und sozialen Problemen, die sich gegenseitig beeinflussen und bedingen.

Teamansatz und prozessorientiertes Arbeiten sind aber noch neu im medizinischen Alltag. Alles fühlt sich ein wenig antiseptisch an.

Klinisch statt harmonisch.

FALLBEISPIEL

Die 79-jährige Katharina P. ist verzweifelt. Vor zwei Stunden ist sie im Wohnzimmer über den Teppich gestolpert und konnte nicht mehr aufstehen. Die linke Hüfte schmerzt bei jeder kleinsten Bewegung. Sie konnte gerade noch zum Tisch in der Küche robben, wo das Handy liegt, schafft aber nicht mehr, es zu erreichen. Die Nachbarn hören ihre Hilferufe nicht und so versucht sie es mit Klopfen. Sie klopft wie wild auf den Boden, um auf sich aufmerksam zu machen. Das Handy läutet. Noch einmal. Wahrscheinlich der Sohn, der sie zu erreichen versucht. Nach einer weiteren halben Stunde kommt der Sohn und verständigt die Rettung. Der Notarzt ist rasch vor Ort, verabreicht ein Schmerzmittel. Katharina P. kann das erste Mal an diesem Nachmittag durchatmen. Die Schmerzen sind deutlich besser.
Ihre Medikamente kann sie nicht mehr einnehmen, der Mund ist trocken, die Angst sitzt noch tief in den Gliedern.
Rasch geht es ins nächste Krankenhaus. Untersuchungen, Röntgen, Blutabnahme. Eine Operation ist notwendig, der Schenkelhals gebrochen. Nach einigen Vorbereitungen geht es in den OP.
Katharina P. wacht nach der Narkose auf, weiß nicht, wo sie ist, sie kann ohne Brille schlecht sehen, hören ohne Hörapparat geht gar nicht. Die linke Hüfte schmerzt kaum.
Nach einiger Zeit kommt die Patientin auf die Station. Der Sohn kommt auf Besuch und bemerkt eine Veränderung bei der Mutter. Sie spricht unzusammenhängend, nestelt mit den Fingern, wirkt verschreckt.
Das Stationsteam kümmert sich gemeinsam um die Patientin. Ein Dauerkatheter wird entfernt, die Patientin erhält Infusionen von Flüssigkeit, einen Besuchsdienst für den Abend, wenn der Sohn nicht vor Ort sein kann. Katharina P. hat Angstzustände und wird psychologisch betreut, eine Traumatherapie durchgeführt.

Einige Tage später bessert sich der Zustand der Patientin. Sie wird an die Akutgeriatrie zur weiteren Remobilisationstherapie überstellt und kann vier Wochen nach dem Ereignis wieder nach Hause entlassen werden. Zu Hause bekommt sie für die erste Zeit „Essen auf Rädern". Das Krankenhaus hat einen Seniorennotruf organisiert.
Am nächsten Tag um halb sechs in der Früh schaut Katharina P. aus dem Fenster und sieht, wie die Sonne aufgeht. Ein wabernder Ball tüncht den Himmel in orangerotes Licht. So einen Sonnenaufgang, denkt sie, hat sie auch in Italien gesehen, als sie ein Mädchen war.
Es klopft jemand an der Tür. Ihr Sohn ist da.

Lösungsansatz

Die Schlüssel zur Optimierung der Behandlungsergebnisse sind eine patientenorientierte Indikationsstellung der weiteren Therapie durch einen Unfallchirurgen, ein strukturierter, multiprofessioneller und interdisziplinärer Behandlungsansatz und ein gut geschultes Team, das auf Basis eines klinischen Pfades arbeitet.

In den Alterstraumazentren (ATZ), wie sie in Deutschland und der Schweiz schon häufig umgesetzt wurden, besteht dieses Team aus Traumatologen, Geriatern, Anästhesisten, Ärzten für Physikalische Medizin und natürlich aus Mitarbeitern aus der Diätologie, Ergotherapie, Logopädie, Pflege, Physiotherapie und Psychologie. Das erste zertifizierte Zentrum in Österreich befindet sich am Klinikum Klagenfurt.

Schon präoperativ werden nach erfolgter Risikoerfassung viele medizinische und organisatorische Maßnahmen getroffen. Zum Beispiel: Vermeidung von Auskühlung und von zu langen Liege- und Wartezeiten, Erfassung der Begleiterkrankungen und der Begleitmedikation, orientierende geriatrische Funktionsbeurteilung, Verabreichung von kohlehydratreichen Flüssigkeiten, Substitutionstherapie mit Vitamin D.

Die Operation muss rasch erfolgen und der Patient danach immer wieder im Hinblick auf die Entwicklung eines gefährlichen Delirs untersucht werden. Brille, Hörgeräte und Zähne müssen immer in der Nähe der Patienten sein, da sie sonst viel schwerer mit ihrer Umgebung kommunizieren können, und das macht Angst.

Laufend werden die Patienten zwischen Unfallchirurgen, Geriatern, Anästhesisten und Ärzten für Physikalische Medizin sowie im gesamten Team besprochen. Das führt zu vielen neuen Ideen.

In einem Projekt des Elisabethinenkrankenhauses in Klagenfurt wurde zum Beispiel die Wirksamkeit einer ambulanten geriatrischen Remobilisation erprobt. Aufgrund des Erfolgs hat man das Vorhaben in Kärnten finanziert. Die therapeutischen Leistungen der ambulanten geriatrischen Remobilisation unterscheiden sich nicht von jenen, die bisher und üblicherweise stationär durchgeführt wurden und werden, sie nutzen aber zusätzlich infrastrukturelle und soziale Ressourcen des gewohnten Wohnumfeldes. Die Ergebnisse zeigen, dass nach Einschätzung der behandelnden Ärzte bei 84 Prozent der Patienten die vorgegebenen Therapieziele zur Gänze erreicht wurden.

84 von hundert Menschen sind nachweislich glücklicher, weil sie sich wieder bewegen können.

PROBLEM: DIAGNOSE: VEREINSAMUNG

Professor Andreas Kruse, Direktor des Instituts für Gerontologie an der Universität Heidelberg, beschreibt – neben der physischen und kognitiven – die soziale Isolation als eine der drei Formen potenzieller Verletzlichkeit im hohen Alter. Im Gegensatz zu landläufigen Meinungen scheint die Einsamkeit von alten Menschen generell nicht zuzunehmen, wenngleich sich die sozialwissenschaftliche Forschung in den letzten zwanzig Jahren zum Thema soziale Isolation vervierfacht und jene zu Einsamkeit im selben Zeitraum versiebenfacht hat.

Allerdings – und das verdient besondere Beachtung – lösen soziale Isolation und Einsamkeit viele Vorgänge aus, die massive Auswirkungen auf die körperliche und psychische Gesundheit haben. Diese Menschen fühlen sich unsicherer, werden immer weniger initiativ, ziehen sich immer mehr zurück, was sich besonders in Stresssituationen bemerkbar macht.

Gefährdet sind dabei vor allem alte Menschen ohne Partner, mit geringen materiellen Ressourcen. Sozial isolierte und einsame Menschen haben eine geringere Lebensqualität, eine höhere Sterblichkeit, eine geringere Schlafqualität, leiden häufiger unter hohem systolischen Blutdruck, haben ein höheres Herzinfarktrisiko, ein schwächeres Immunsystem, geringere kognitive Fähigkeiten, leiden häufiger unter depressiven Symptomen. Einsamkeit wird als ähnlich hohes Gesundheitsrisiko eingeschätzt wie Rauchen, Alkoholkonsum, Bewegungsmangel oder Fettsucht.

Geringe soziale Kontakte allein führen nicht zwangsweise zu Gefühlen der Einsamkeit. Das hängt in erster Linie von der persönlichen Wahrnehmung ab. Der Grund für die Pflege eines weiten, oberflächlichen sozialen Netzwerks kann auch in der tief sitzenden Furcht vor Vereinsamung liegen. Wer sein Leben nur auf ein Standbein aufgebaut hat, zum Beispiel seinen Wert ausschließlich aus beruflichen Erfolgen bezogen hat, im Alter aber nicht mehr gebraucht wird, nicht in der Lage ist, sich auf neue Situationen und Herausforderungen einzustellen, kann leicht in Verbitterung, Vereinsamung, Trotz oder das Gefühl des Ungeliebtseins verfallen.

Unser Leben spielt sich immer mehr in der digitalen Welt ab. Kommunikation mit anderen Menschen erfolgt häufig ohne Face-to-Face-Kontakt, sondern über WhatsApp, Facebook, Instagram, Twitter und andere digitale Kommunikationssysteme. Wer hier nicht mitspielt, kann leicht in ein soziales Out geraten. Die digitalen Medien sind aber nicht die Ursache für soziale Isolierung und Vereinsamung, sie sind ein Symptom unserer gesellschaftlichen Entwicklung. Unserer Zeit.

FALLBEISPIEL

Herbert H., 87, lebt still vor sich hin, zu Hause. In der Wohnung ist nur sein Hund Nico. Der alte Mann hat Bauchspeicheldrüsenkrebs und nicht mehr viel Zeit. Trotz Operation und Chemotherapie bessert sich sein Zustand nicht. Er kommt ins Spital. Seine Nachbarin kümmert sich in der Zwischenzeit um Nico und füttert ihn.

Weil er starke Schmerzen hat, wird Herbert H. auf die Palliativstation eingewiesen. Er bekommt eine umfassende Schmerztherapie. Sein erklärtes Ziel ist es, nach Hause zu kommen, zu Nico. Der Hund ist sein wichtigster Ansprechpartner, sein einziger Bezugspunkt. Herbert H. hat seine Frau vor drei Jahren verloren, sein Sohn ist bei einem Verkehrsunfall gestorben.

Die Ärzte vollbringen ein kleines Wunder. Der Mann wird nach einer Woche aus dem Spital entlassen. Die Rettung bringt ihn nach Hause. Daheim betreut ihn ein mobiles Palliativteam.

Herbert H.s Zustand verschlechtert sich. Nach zwei Wochen wird er wieder auf die Palliativstation eingewiesen. Der alte Mann, der früher mit dem Team so nett geplaudert hat, redet nicht mehr, wirkt verschlossen. Er spürt, dass sein Leben zu Ende geht.

Das Ärzteteam überlegt, wie man ihm helfen kann. Jemand hat eine Idee. Die Nachbarin wird verständigt, sie bringt Nico ins Krankenhaus. Als der Hund das Zimmer betritt, sieht man Herbert H. lächeln. Nico leckt ihm die Hand ab.

In den letzten Tagen, die Herbert H. auf der Palliativstation verbringt, ist Nico tagsüber bei ihm im Zimmer. Zum Abschied legt er die rechte Pfote aufs Bett.

Lösungsansatz

Bei Herbert H. hat der Spitalsaufenthalt seine Vereinsamung für Außenstehende sichtbar gemacht. Durch die Sensibilität der Betreuenden im Spital, ihren Blick über die engen Grenzen der medizinischen Versorgung hinaus und das Erkennen, wie wichtig für Herbert H. die Beziehung zu seinem geliebten Hund war, um sein Leben abschließen zu können, konnten die letzten Tage des alten Mannes verschönert werden. Das zeigt, wie wichtig in der medizinisch-pflegerischen Versorgung die Trias Herz–Hirn–Hausverstand sein kann.

Vereinsamte Menschen nehmen medizinische, pflegerische und psychosoziale Versorgung seltener in Anspruch, umso wichtiger wird die schon erwähnte „sprechende Medizin“ in Kombination mit aktiven Interventionen.

Wir müssen wieder mehr miteinander in Kontakt treten. Man kann nicht Nichtkommunizieren, sagte der Villacher Psychologe, Psychotherapeut und Autor Paul Watzlawick. Unsere Art der Kommunikation prägt uns, bewegt uns, kann uns weiterentwickeln, aber auch das Gegenteil bewirken. Noch nie konnten wir in so einfacher Form miteinander in Kontakt treten. Das ist eine große Chance, aber auch eine Gefahr.

Die digitalen Möglichkeiten können niemals Ersatz für das persönliche Gespräch sein. Sie können aber helfen, dass Menschen leichter und öfter miteinander kommunizieren. Die Großmutter kann dank der Videotelefonie über eine große Distanz öfter ihre Enkerln hören und auch sehen, sie kann aktiv am Familienleben teilhaben.

In der Kommunikation mit alten Menschen, die geschwächt, gebrechlich oder vielleicht auch dement sind, kommt ein besonders wichtiger ethischer Aspekt hinzu: die Begegnung mit Wertschätzung und Respekt.

Zuhören und voneinander lernen kann und muss zukünftig stärker strukturiert und institutionalisiert werden, beispielsweise in Betreuungszentren in den Gemeinden, in Pensionistenclubs. Vereine bieten gute Möglichkeiten, wieder in das Dorf-, aber auch Grätzelleben integriert zu werden, aktiv zu sein, einen Beitrag zu leisten, für sich selbst wie auch für andere.

Schreibgemeinschaften können verborgene und lange unterdrückte Wünsche wieder aufleben lassen, wie das Verfassen seiner persönlichen Lebensgeschichte, das gemeinsame Entwickeln eines Drehbuches für ein Theaterstück und vieles mehr. Universitäten können verstärkt Anlaufstellen für Senioren sein, die sich einen schon lange gehegten Wunsch nach einem Englisch-, Spanisch- oder Geschichtekurs erfüllen wollen. Fitnesscenter werden zu Treffpunkten von Senioren, die sich gemeinsam fit halten wollen.

Und nicht zu vergessen: das Ehrenamt. In der Akutgeriatrie und der Palliativ- und Hospizbetreuung stehen in Kärnten pensionierte Mitarbeiter zur Verfügung und können gerufen werden, wenn ein Patient eine persönliche Betreuung braucht. Sei es, dass er keine Angehörigen hat, sei es, dass er ängstlich, verwirrt oder verzweifelt ist.

Der Mensch ist ein Gemeinschaftswesen. Die digitale Welt kann uns unterstützen, Kontakte zu pflegen, die Welt für einen Moment anzuhalten, sie darf uns aber nicht beherrschen.

PROBLEM: DAS RECHT DER ALTEN

Was tun, wenn der Patient nicht mehr in der Lage ist, eigene Entscheidungen zu treffen? In diesem Fall ist er völlig von seinem Umfeld, seinen behandelnden Ärzten, Therapeuten, Angehörigen und Freunden abhängig. Es ist zu spät, selbstbestimmt Entscheidungen zu treffen.

Die entsprechenden Anordnungen müssen lange vor einem allfälligen Ereignis getroffen werden. Als gesetzlich geregelte Maßnahmen gibt es die Patientenverfügung, mit deren Hilfe sich klar und verständlich definierte Ereignisse festlegen lassen. Umfangreicher ist die Vorsorgevollmacht. Sie regelt im Voraus, wer bevollmächtigt für den Patienten entscheidet und ihn vertreten soll, etwa bei Verlust der Geschäftsfähigkeit, der Einsichts- und Urteilsfähigkeit oder der Äußerungsfähigkeit.

Auch die Vorsorgevollmacht muss bestimmte formale und rechtliche Voraussetzungen erfüllen. Neben Patientenverfügung und Vorsorgevollmacht ist im Erwachsenenschutzrecht der gewählte, gesetzliche oder gerichtliche Erwachsenenvertreter definiert. Der gerichtliche Erwachsenenvertreter ist der ehemalige Sachwalter.

Nur sehr wenige Menschen sind für einen akuten Ernstfall vorbereitet und haben eine Patientenverfügung oder Vorsorgevollmacht abgeschlossen, auf die bei einer erforderlichen Entscheidung zurückgegriffen werden kann. Das Gros der Leute verschließt die Augen vor dem, was kommen mag.

FALLBEISPIEL

Hubert L., 70 Jahre alt, hatte eine Nierentransplantation, auch die Bauchspeicheldrüse musste transplantiert werden. Der Mann ist bei Bewusstsein, bekommt alles mit, was rund um ihn geschieht, hat aber immer wieder das Problem von Schluckstörungen.

Zum dritten Mal liefert man ihn ins Krankenhaus mit einer Lungenentzündung ein. Die Familie beschließt, eine Patientenverfügung aufzusetzen. Dort steht,

dass keine Wiederbelebung bei aussichtsloser Situation erfolgt, ihm keine Beatmung mit Beatmungsschlauch eingefügt wird. Der Patient unterzeichnet die Patientenverfügung.
Hubert L. wird nach der Behandlung der Lungenentzündung entlassen und kommt in ein Heim. Die Patientenverfügung verhindert, dass er das nächste Mal wieder ins Krankenhaus eingeliefert wird, weil er keine Intensivmaßnahmen mehr will. Er ist zufrieden mit der Entscheidung, öffnet das Fenster und atmet tief ein. Die Herbstluft tut gut.

Lösungsansatz

Mit einer Patientenverfügung werden im Vorhinein, sofern der Mensch keine eigenen Entscheidungen mehr treffen kann, konkrete medizinische Behandlungen abgelehnt. Es ist eine punktuelle Maßnahme, ohne zu wissen, ob es jemals dazu kommt.

In einem umfassenderen Sinn ist das *Advance Care Planning* (ACP), die Vorausplanung der gesundheitlichen Versorgung, ein qualifizierter, schrittweise vorgenommener und wiederkehrender Gesprächs- und Entscheidungsprozess. Neben dem Betroffenen sind sein Vertreter oder die nahen Angehörigen, verschiedene Gesundheitsfachpersonen und der Arzt beteiligt. Die patientenzentrierte Behandlung steht im Mittelpunkt des Denkens und Handelns. Der Patient hat eine aktive Rolle bei der Entscheidungsfindung für zukünftige Behandlungen. Der Nutzen zeigt sich sowohl in einem zukünftig eintretenden Entscheidungsfall als auch schon während des Krankheitsverlaufs zur emotionalen und gedanklichen Vorbereitung des Patienten, seiner Angehörigen, Therapeuten und Ärzte. Ein Modell, damit sich auch Patienten, die keine Angehörigen mehr haben, geschützt und geborgen fühlen. Das funktioniert.

PROBLEM: STERBEN IST KEINE OPTION

„Mir stirbt der nit, versprochen", sagt der Arzt zu seinem Kollegen.

„Wir können den Opa daheim leider nicht versorgen", sagt die Enkelin.

Und der Sterbende hat keinen Platz, um in Ruhe sterben zu können.

Der Tod ist in unserem Gesundheitssystem ein Tabuwort. Ein Schreckgespenst. Sterben ist eine Tatsache, die gerne verdrängt wird. Der Mensch stemmt sich gegen das Unvermeidbare. Dafür hält man sich jung, lebt, wie es einem eben gefällt, ungeachtet der Gesundheit.

In unserem Krankensystem wird oft alles getan, um die kaputten Körper am Leben zu halten. Keiner darf sterben, bevor man nicht alle Maßnahmen, die die Medizin bietet, eingesetzt hat. Der Patient wird von Station zu Station transferiert, wie bei der Reise nach Jerusalem. Als wäre das ein Spiel oder Wettkampf mit nur einer Regel: „Auf unserer Station stirbt der sicherlich nicht."

FALLBEISPIEL

Der 85-jährige Christian A. bricht zusammen. Notfall, Notfall. Jemand eilt mit einem Defibrillator herbei, schnell, schnell. Der Mann ist tot. Er wird wiederbelebt. Reißt die Augen auf. Schnappt nach Luft. Ist wieder im Diesseits angekommen. Der Kreislauf pendelt sich ein. Christian A. wird gekühlt, wie es den neuesten Leitlinien entspricht. Nach der Kühlungsphase wird er aus der Sedierung gelassen, wie man das in Ärztekreisen nennt.

Der Patient hat schwerste Schäden durch die zu geringe Sauerstoffzufuhr erlitten. In der Magnetresonanztomographie (MRT) zeigt sich der Hinweis, dass viele Zellen abgestorben sind.

Bei einer neurologischen Untersuchung reagiert Christian A. nicht mehr. Das Team einigt sich auf Comfort Terminal Care. Das heißt, es werden rein symptomlindernde Therapien durchgeführt. Dazu bekommt der alte Mann Flüssigkeit.

Weil der Patient trotz reduzierter Therapie nicht einschlafen kann und weiterhin stabil ist, versucht der behandelnde Arzt ihn von der Intensivstation auf die All-

gemeinstation zu verlegen, was nicht gelingt. Sein Bett wird aber dringend benötigt. Die Intensivmedizin muss Patienten betreuen, die in den Vitalfunktionen bedroht sind.
Es gibt Menschen, die sterben nicht gleich.
Christian A. bleibt zwei Tage auf der Intensivstation, symptomkontrolliert, und schläft dann ein.

Lösungsansatz

Der Tod gehört wieder zurück ins Leben gerufen. Es darf nicht nur zu Hause, sondern auch im Krankenhaus gestorben werden. Wenn man ein hohes Alter erreicht hat, ist der Tod ein normales, ein biologisch vorgesehenes Ereignis, und Mediziner müssen ihn nicht wieder zu einer *Diagnose* machen.

Man darf und kann auch ohne Arzt sterben. Man darf auf Normalstationen sterben, nicht nur auf der Palliativ- oder auf der Intensivstation.

Außerdem, wenn über neunzig Prozent der Menschen ihren letzten Lebensabschnitt zu Hause verbringen wollen, wird man entsprechende Strukturen schaffen müssen wie ortsnahe Pflegeheime und Stärkung der mobilen Pflege.

Oder man überdenkt das Konzept der Alterswohngemeinschaft, wo man unterschiedlichen Versorgungsansprüchen gerecht wird. Es sollten die lokalen Gesundheitsstrukturen, niedergelassene Ärzte, Hauskrankenhilfe, Sozialdienste, ehrenamtliche Helfer gestärkt werden. Nur dann können die Menschen bis zum Schluss an ihren gewünschten Orten bleiben und auch im Kreis der Familie sterben.

Das wird beispielsweise durch das Palliativkonzept im Klinikum Klagenfurt unterstützt. Für die Vernetzung mit dem Haus- oder Facharzt gibt es fünf mobile Palliative-Care-Teams. Im Kern bestehen sie aus Ärzten, Pflegekräften und je nach Bedarf Psychologen und Sozialarbeitern.

Das Team versteht sich als Brücke zwischen dem Patienten im Krankenhaus oder auf der Palliativstation und dem niedergelassenen

Bereich. Die mobilen Palliativteams beraten vorrangig den Primärversorgungsbereich. Hausärzte und Pflegekräfte in der Betreuung von Palliativpatienten unterstützen die Koordination der Übergänge dieser Patienten zwischen stationärer und ambulanter Behandlung. Die mobilen Teams betreuen die Patienten in unmittelbaren Situationen zu Hause, wenn sie von primär betreuenden Ärzten darum ersucht werden.

Sowohl die Angehörigen als auch der Patient haben die Möglichkeit, das mobile Palliativteam zu kontaktieren. Es wird die gemeinsame Versorgung mit dem Hausarzt und der Hauskrankenpflege eingeleitet.

Mit dem Konzept ist es gelungen, ein System zu implementieren, das auf die Wünsche der Patienten Rücksicht nimmt. Es ist möglich, dass die Patienten dort ihren letzten Lebensabschnitt verbringen können, was sich neun von zehn Menschen wünschen.

Der Hausarzt bleibt bis zum Schluss der für den Patienten Verantwortliche in der Versorgung. Das Team steht nur beratend zur Seite. Das gelingt und ist ein Zeichen einer erfolgreichen Zusammenarbeit zwischen einem fachlich spezialisierten Team im Krankenhaus und den niedergelassenen Hausärzten.

Alles eine Frage der Einstellung.

ETHIK AUF REZEPT

Der Arzt wechselt seinen Arbeitsplatz immer mehr vom Krankenbett zum Bürocomputer. Er hat das Stethoskop seltener in der Hand als die Maus. Er legt seine Hände häufiger auf Gerätetastaturen als auf den Bauch des Patienten. Lange wird es nicht mehr dauern, bis der Arzt selbst nie mehr krank wird. Weil er ein Roboter ist.

Sollen Maschinen über Leben und Tod entscheiden dürfen? Algorithmen den Strom abdrehen, wenn es so weit ist? Oder vorher, wenn das Bett in der Intensivstation dringend gebraucht wird? Entscheidet ein Programm über Effizienz? Rechnet es Chancen aus, wägt es sie gegeneinander ab und urteilt 0,000000042 Sekunden später: doch 100 Milliliter Thoracin?

Es gab einmal einen Patienten in einer Klinik. Er starb am Nachmittag. Der Abteilungsvorstand hat ihn wiederbelebt und der Mann sagte, ja, da war wirklich dieser Tunnel und das schöne Licht am Ende, nach dem Motto, es existiert etwas, da ist etwas danach. Der Mann, er lag schwer krebskrank auf der Palliativstation, war sich ganz sicher: Wiederbeleben dürfen Sie mich nicht mehr. Ich will das nicht. Ich will dieses Erlebnis für immer genießen. Ich will hinein ins Licht. Hinüber.

Was macht da der Roboter? Zuhören? Verstehen? Dem Menschen Respekt zollen? Oder ihm das Leben retten, obwohl er das nicht will? Weil es die Programmierung so vorsieht, ja befiehlt?

Nicht die Digitalisierung ist der Grund, warum das System kränkelt, sondern die Ökonomisierung.

Kaum ein Begriff ist in der Debatte um aktuelle Tendenzen in der Medizin und im Gesundheitswesen in letzter Zeit so oft gefallen wie jener der Industrialisierung und Ökonomisierung der Medizin. Von der Industrialisierung wird erwartet, dass sie einerseits zu mehr Effizienz und Kosteneinsparung führt, andererseits sind damit Begriffe wie Fließband- und Akkordarbeit, Stückkosten oder Massenproduktion verbunden.

Inwieweit lässt sich die Industrialisierung mit dem Berufsbild des Arztes und dem solidarischen System der gesetzlichen Krankenversicherung überhaupt vereinbaren? Es ist unumstritten, dass wirtschaftliche Überlegungen, die bei der Behandlung von Patientinnen und Patienten eine Rolle spielen, zu berücksichtigen sind. Effizienz- und Qualitätsverbesserungen können und müssen zu Recht von Ärzten erwartet werden. Ob man diese Ziele durch Konzepte und Anreizmechanismen erreichen kann, ist zu hinterfragen. Oder ob gerade dadurch spürbare Nachteile bei der flächendeckenden Versorgung und Fehlanreize entstehen. Eine Rückbesinnung auf ethische Aspekte und Ideale ist dringend geboten.

Denn eines ist klar: Die Medizin muss die Ökonomie berücksichtigen, aber die Ökonomie darf nie die Medizin dominieren.

Wer krank ist, wünscht sich eine ärztliche Versorgung auf Spitzenniveau und eine individuell ausgerichtete Fürsorge. Die Heilkunde wird jedoch immer stärker der Wirtschaft unterworfen, Krankenhäuser drohen zu Heilungsfabriken zu werden, Praxen zu Wirtschaftsunternehmen und Patienten zu Kunden.

Organisiert wie ein Industrieunternehmen, werden Krankheiten zur Ware, Ärzte zu Leistungsanbietern und Patienten zu abgerechneten Fällen.

Ärzte und Medizinethiker warnen vor ärztlicher Hilfe als Geschäftsmodell. Sie warnen davor, dass unser Alltag mehr und mehr den Fertigungsprozessen der Industrie angepasst werden soll. Auf das Entscheidende, das vertrauensvolle Arzt-Patienten-Verhältnis, wirkt sich das unweigerlich aus. Diese individuelle Beziehung wird in die Begrifflichkeit von Geschäftskontakten überführt. Standardisierte Verfahren und eine ausschließlich leitliniengerechte Versorgung berücksichtigen das Individuum Patient zu wenig.

Der Mensch verschwindet in der Bedeutungslosigkeit.

Das gesamte Gesundheitssystem ist so komplex geworden, dass ein Mensch allein es nicht mehr verstehen kann. Es ist geprägt durch spitzenmedizinische Leistungen und Angebotsvielfalt, Technologiedominanz und Digitalisierung, Verrechtlichung und Dokumentationsexplosion, Abhängigkeit von Marktmechanismen und Kostendruck. Im Streben nach Rationalität sind die humanistischen Grundsätze unter die Räder geraten.

Unter dem Namen *Evidence Based Medicine* wurde in den Neunzigern eine Art neue Philosophie der Medizin verkündet. Im Sinne der evidenzbasierten Medizin, einer jüngeren Entwicklungsrichtung in der Medizin, sollen bei einer medizinischen Behandlung nach Möglichkeit nur jene Maßnahmen für den Patienten getroffenen werden, die aus wissenschaftlicher Erfahrung gewonnen wurden. Demgegenüber steht das empirische Wissen, das Erfahrungswissen des Arztes und des Patienten. Es entsteht zunehmend der Eindruck, dass man die Überkomplexität der Theorie gegenüber der Praxis verschleiert. Das System tilgt die Professionalität konstituierender Autonomie zugunsten einer technokratischen Regression. Der Mensch wird zur Maschine reduziert, man behandelt Zahlen und Laborwerte, stellt Detaildiagnosen und vergisst auf das gesamtheitliche Bild, auf den Menschen.

Konkretes ärztliches Handeln und Entscheiden stellt immer eine komplexe Gemengelage von ethischen, sozialen, medizinischen, organisatorischen und wirtschaftlichen Aspekten dar, die gegeneinander abgewogen werden wollen.

Die Frage etwa, ob weitere diagnostische oder therapeutische Maßnahmen für chronisch Kranke sinnvoll sind, aber auch eine scheinbar triviale Situation wie der „Schreiben S' mich bitte krank“-Wunsch eines Patienten mit Erkältung können zu ethischen Spannungslagen führen. Professionelles Handeln verlangt immer auch nach einer beziehungsethischen Einbindung, nach dem Diskurs. Ein komplexes Phänomen vollends zu verstehen, ist nie einfach.

Wechselseitige Unsicherheit bei gleichzeitiger Abhängigkeit, eingelernte Muster, Erwartungshaltungen – all das gibt es in Beziehung zwischen dem medizinischen Experten und dem Patienten.

Unter diesem sozialen Blickwinkel ist *Evidence Based Medicine* zunächst einmal auch Inszenierung von Wissenschaftlichkeit. Allein der Begriff suggeriert positives Wissen und Sicherheit. Die hoch entwickelte Medizin ist nicht nur in ihren esoterischen Grenzbereichen, sondern in ihrer alltäglichen Praxis – etwa im Umgang mit multimorbiden chronisch kranken Patienten – gezwungen, reale Ungewissheit in konkretes Handeln umzuwandeln. Insbesondere an den Grenzen ihrer hohen Leistungsfähigkeit muss sie vermehrt auf symbolische Formen zurückgreifen. Denn neben einer Welt des Wissens und des prinzipiell Machbaren existiert im ärztlichen Alltag weiterhin die Welt der Unsicherheit und erwartbarer, aber auch unerwartbarer Grenzen. In diesem Sinn kann man *Evidence Based Medicine* auch als kulturellen Mythos einer Wissensgesellschaft verstehen, mit dessen Hilfe Ärzte aus dem Chaos der Fakten eine für Patienten und Politik verständliche Welt der Ordnung hervorzaubern.

Es muss klar sein, dass in einem Gesundheitssystem alle Akteure gleichermaßen Betroffene sind und erwünschte Veränderungen nur schrittweise im jeweils eigenen unmittelbaren Verantwortungsbereich erfolgen können. Dazu bedarf es einer gemeinsam getragenen Grundhaltung gegenüber dem Leben von der Geburt bis zum Tod und gegenüber Gesundheit und Krankheit, aus der heraus sich Aufgaben, Rollen und Verantwortlichkeiten ergeben.

Im immer komplexer werdenden Gesundheitssystem hat sich auch die Rolle der (potenziellen) Patienten verändert. Auch Patienten müssen, lange bevor sie solche sind, aussteigen aus der Vorstellung, den Arzt als Mechaniker und das Spital als Werkstatt zur Reparatur des Körpers zu sehen. Sie müssen sich selbst als Ganzheit erleben, dass sie mehr sind als ihr Körper, und sie müssen sich bewusst sein, dass Ärzte, Therapeuten und Pflegekräfte mit all ihren Fähigkeiten und Kenntnissen auf bestmögliche Art den Gesundungsprozess fördern können. Die Heilung als solche muss im Patienten vor sich gehen.

Medial vermittelte Einzel- und Spitzenleistungen der Medizin verführen zu Erwartungshaltungen, die in den meisten Fällen nicht erfüllbar sind. Die allgemeine Grundhaltung der Lotto-Fantasie „Alles ist möglich" erweckt zunehmend Konsumhaltungen, die das System und seine Akteure an ihre Grenzen führen. Letztlich sind es nur scheinbar selbstbewusstere Patienten, die vermeintliche Rechte einfordern.

Selbstermächtigung kann sich nicht allein auf Rechteeinräumung beschränken und Selbstverantwortung heißt nicht Ego-Maximierung. Die Rolle der Patienten muss neu definiert werden. Wenn es einem als Patienten gut gehen soll, muss er oder sie auch etwas dafür tun.

Gesundheitskompetenz bedeutet die Fähigkeit, kompetent Entscheidungen über die eigene Gesundheit zu treffen. Die Gesundheitskompetenz der Bevölkerung ist aber im Durchschnitt – nicht nur in Österreich – deutlich verbesserungswürdig.

Rund die Hälfte der Bevölkerung weist eine unzureichende oder problematische Gesundheitskompetenz auf. Bevor aber Patienten *Health Literacy* erwerben können, stellt sich die Frage nach der *Literacy*, den Grundkompetenzen wie Rechnen, Schreiben, Lesen. Das kommt von den *three R's: reading, writing, arithmetics*. Viele haben dieses Basiswissen nach dem Schulbesuch nicht, wie kann man dann *Health Literacy* oder gar *Life Literacy*, sprich Verantwortung fürs eigene Leben, verlangen oder erreichen?

Shared Decision Making gilt heute als Goldstandard in der unmittelbaren Arzt-Patienten-Beziehung. Aktiv und partnerschaftlich treffen sie bei gleicher Information über Erkrankung und Behandlungsmöglichkeiten einen Konsens über die bevorzugte Behandlung. Das erfordert eine Beziehung auf Augenhöhe. Hier der Arzt als medizinischer Experte und dort der Patient als Experte in eigener Sache.

Selten kommt es zu gemeinsamen Entscheidungsfindungen. Weder ist der Patient „Objekt" der Vorstellungen des Arztes („Paternalismus"), noch ist der Arzt benutzbares Objekt des Patienten („Konsumismus"). Wesentliche Voraussetzungen für diese Art des Umgangs miteinander sind aufseiten des Arztes Erfahrung, Bereitschaft, auf den Patienten einzugehen, ausreichend Zeitressourcen und aufseiten des Patienten ausreichende Gesundheitskompetenz und Selbstverantwortung. Für beide gilt, einander wechselseitig Respekt und Vertrauen zu zollen.

Die genannten vier ethischen Prinzipien für die medizinische Behandlung gelten vice versa auch für die Patienten:

1. Wohltun. Was weiß ich von mir, was mir im medizinischen Behandlungsfall guttut?

2. Nichtschaden. Was will ich vermeiden?

3. Autonomie. Wie kann ich Verantwortung für mich übernehmen?

4. Gerechtigkeit. Erkennen, dass nicht alles, was theoretisch möglich ist, auch konkret umsetzbar sein muss.

Ein oft zitiertes und geläufiges Bild sieht den Patienten „im Zentrum der integrierten Gesundheitsversorgung im extra- und intramuralen Bereich“ *stehen*. Man stelle sich – was die Arzt-Patient-Beziehung betrifft – folgendes Bild vor: Der kranke Mensch steht im Mittelpunkt, rund um ihn herum die Behandler. Welchen Eindruck wird von der Handlungsfähigkeit dieses Patienten vermittelt? Es wird ihm zwangsläufig eine passive Objektrolle zugewiesen, als Patient, Leidender, Duldender, Ertragender. Wie soll er erfolgreich mit wem und wie im Sinn seiner Krankheitsbehandlung kooperieren?

Lässt man dagegen – in einem zweiten Bild – die Krankheit und ihre Behandlung im Mittelpunkt stehen und um sie herum die Behandler gemeinsam mit dem Patienten, wird ein ganz anderer Eindruck vermittelt: Der Patient wird automatisch ein gemeinsam mit den Behandlern *dynamisch* Handelnder, hat eine aktive Subjektrolle und ist mitverantwortlich bei der Behandlung seiner Krankheit.

Dazu muss man die Sprachlosigkeit zwischen verschiedenen Wissenschaften überwinden. Wir müssen die Kommunikation zwischen den Wissenschaften herstellen, miteinander reden. Nicht nur im weißen Kittel auf dem hohen Ross sitzen.

Wir werden auch auf die Möglichkeiten der künstlichen Intelligenz zurückgreifen müssen, wenn wir all diese Herausforderungen meistern wollen, aber nach einem genauen Plan und mit klar definierten Werten. Zuletzt bleibt noch die Prämisse: die Beziehung Arzt–Mensch und Patient–Mensch.

Erfahrung wird inzwischen mit Argwohn betrachtet. Dienstleistungsgewerbe, Sportindustrie, Bankenwesen. Alle vertrauen auf künstliche Intelligenz, auf Algorithmen. Alle rationalisieren den menschlichen Faktor weg. Gerade die Flugindustrie wurde nicht müde, den menschlichen Faktor als eine der größten Fehlerquellen anzuprangern und arbeitete hart daran, ihn auszumerzen.

Am auffälligsten erscheint der Verlust des Vertrauens in die eigenen Erfahrungen in der Medizin. Weil sie sich stets an der Schnittstelle zwischen harter Wissenschaft und schwer fassbaren menschlichen Regungen bewegen, sind Ärzte ständig in Gefahr, etwas zu übersehen oder falsch einzuschätzen. Diagnose- und Therapiefehler können ernste juristische Folgen haben. Darum verlassen sich viele Mediziner lieber auf statistisch fundierte Regelwerke und verbindliche Leitlinien als auf ihr erfahrungsgeprägtes Bauchgefühl. Viele Verhaltensforscher halten heute Erfahrung für keinen guten Ratgeber, weil „wir uns allzu leicht täuschen lassen".

Das Vermögen des Menschen, die Welt zu begreifen, sein Verhältnis zur Welt bewusst zu gestalten und über dieses Verhältnis zu reflektieren, zeichnet ihn als besonderes Lebewesen aus. Sein Verhältnis zur Welt wird nicht nur dadurch bestimmt, sondern in erster Linie durch die Art der Sicht des Menschen auf diese Welt und was er unter Welt zuallererst versteht.

Das Weltbild wurde seit dem Zeitalter der Aufklärung zunehmend erschüttert. Die Verkleinerung des Menschen und der Natur auf erklärbare, messbare und voraussagbare Phänomene im Rahmen des Reduktionismus und des Szientismus führte zwangsläufig zu einem nachwirkenden Verlust der Religion und zur Flucht zur Medizin als heilsversprechendem Religionsersatz.

Nur, Ärzte sind schlechte Priester. Sie schielen manchmal in Richtung Philosophie, aber die kommt kaum zur Geltung. Körper und Bewusstsein. Das ist eine Einheit.

Die Medizin der Zukunft muss eine integrierende, integrale sein. Eine, die anerkennt, dass der ganze Mensch im Zentrum unseres Handelns steht. Der auch bewertet, was er von uns will, vom Gesundheitswesen, vom Leben, was er als Erfolg einer Behandlung sieht. Neue Untersuchungen legen nahe, dass die subjektive Bewertung der Therapie – Zufriedenheit, Zielerreichung, Selbstwerterhöhung, Selbstwirksamkeit und Sinnerleben – für seine Lebenszufriedenheit und die Prognose wichtiger ist als die objektive Symptomreduktion.

Wer glücklich ist, vergisst aufs Kranksein.

Die wichtigen psychologischen, spirituellen und humanistischen Aspekte der vertrauensvollen Beziehung zum Patienten, Altruismus und Mitgefühl oder Empathie drohen verloren zu gehen – dabei haben sie den Arztberuf für viele von uns doch erst zu einer Berufung gemacht. Beliebigkeit und Austauschbarkeit der Versorgung sind Kennzeichen dieser neuen Welt.

Wird die Ethik auf den Euro reduziert, bleibt nur noch die Karikatur einer Arzt-Patienten-Beziehung übrig.

Ein Vexierbild der Heilkunst.

Unser Gesundheitssystem und unsere Profession haben nur eine Chance, wenn wir Ärztinnen und Ärzte, dem Patientenwohl verpflichtet, die Humanität, das Heilen und Helfen mit all unserer Empathie und unserem Altruismus weit über die Ökonomie stellen. Wir müssen uns dabei der Ökonomie bedienen, sie darf aber nie und nimmer unser ärztliches Handeln vereinnahmen. Es gilt jetzt, dem leider fortgeschrittenen Trend Einhalt zu gebieten, ja ihn umzukehren.

Das ist Zweck dieses Buchs.

Danke, dass Sie es gelesen haben.

ÖGARI ETHIK-MANIFEST FÜR EINE MENSCHLICHERE MEDIZIN

Die Entwicklungen, die unser Gesundheitssystem prägen, sind der rasante Wissenszuwachs und eine Vielzahl medizinisch-technischer Innovationen, die Verfügbarkeit von immer mehr effektiven, aber auch kostenintensiven Therapieoptionen und ein hoher Grad an Spezialisierung mit einer zunehmenden Technikorientierung in der Medizin. Dazu kommt der demografische Wandel mit einem steigenden Versorgungsbedarf, vor allem für multimorbide, chronisch kranke, ältere Patientinnen und Patienten. Trends, die sowohl das Arzt-Patient-Verhältnis als auch die Verteilungsgerechtigkeit vor neue Herausforderungen stellen.

Aus Sicht der *Österreichischen Gesellschaft für Anästhesiologie, Reanimation und Intensivmedizin* (ÖGARI) erfordern diese Rahmenbedingungen des Gesundheitssystems und ihre Auswirkungen auf die Patientenversorgung eine Besinnung auf zentrale Werte und Tugenden des ärztlichen Handelns. Vor diesem Hintergrund bekennen wir, die ÖGARI, uns zu den nachfolgend angeführten Prinzipien, die unsere Tätigkeit und den Spitalsalltag bestimmen und organisatorischen oder ökonomischen Rahmenbedingungen vorangestellt sein sollen. Sie sind unser Plädoyer für eine solidarische und menschliche Medizin für unsere Patienten.

Vertreter unseres Faches sind an vielen Stellen des Betreuungsverlaufs in Kontakt mit Patienten und können schon deshalb vieles zu einem ganzheitlichen Blick auf die Versorgung beitragen. Oft sind bereits im präklinischen Bereich, etwa beim Rettungseinsatz, notfallmedizinisch tätige Anästhesisten vor Ort. Sie engagieren sich anschließend auch in der Notaufnahme oder im Schockraum, bei der nachfolgenden Operation und in der perioperativen Schmerztherapie. Bei einer Aufnahme in die Intensivstation sind es wiederum Anästhesisten, die die Patienten versorgen, ebenso wie sie häufig auch die palliativmedizinische Betreuung am Lebensende mitgestalten.

Unser Manifest für eine menschlichere Medizin

- ist unser Versprechen an unsere Patienten, ihr Wohl und ihre Bedürfnisse in den Mittelpunkt unseres Handelns zu stellen;
- ist unsere Einladung an alle Kollegen, auch in anderen Fächern und Gesundheitsberufen, diese Werte im Krankenhausalltag zu stärken und gemeinsam zu leben;
- ist unser Appell an Verantwortungs- und Entscheidungsträger in gesundheitspolitischen Institutionen, Rahmenbedingungen zu gewährleisten, die stets eine Umsetzung dieser Werte und Grundsätze ermöglichen.

1. Zuwendungsmedizin: Arzt-Patient-Beziehung braucht Zeit

Eine Grundlage guten medizinisches Handelns ist eine vertrauensvolle Arzt-Patient-Beziehung. Interventionelle High-Tech-Leistungen erfüllen für definierte Indikationen wichtige Aufgaben in der Versorgung. Doch muss die „sprechende Medizin", die Qualität des Zuhörens, Mitfühlens und Austauschens, immer eine zentrale Rolle im diagnostischen und therapeutischen Prozess spielen und muss daher im Vordergrund stehen.

Die Zeit, die wir mit Patienten verbringen, ist eine zentrale Ressource, in die investiert werden muss und die auch entsprechend ihrer Bedeutung abzugelten ist. Wer hier spart, spart am Kern der Medizin und ihrer Qualität. Eine ausreichende Kontaktzeit mit unseren Patienten ist die Voraussetzung für eine gute Therapie.

Unabdingbar für eine optimale Patientenbetreuung durch Ärzte ist aber auch die Zeit, die sie für die Reflexion des eigenen Handelns, Supervision, Weiterbildung und Forschung benötigen und auch zur Verfügung gestellt bekommen sollen.

2. Der menschliche Faktor: Investitionen in humane Ressourcen

Investitionen in die technische Ausstattung, aber auch in funktionierende Organisationsstrukturen und Arbeitsabläufe müssen immer Hand in Hand gehen mit einer entsprechenden Anpassung von Personalkapazitäten bei Ärzten, in der Pflege und/oder bei weiterem medizinischen Fachpersonal. Durch ein angepasstes Maß an humanen Ressourcen ist der optimale Einsatz der modernen High-Tech-Medizin sinnvoll möglich. So sehr uns Technologien immer besser unterstützen können – der Mensch, der letztlich die Entscheidungen trifft, der zuwendungs- und empathiefähig ist, ist unersetzlich. Und so sehr es vernünftig und ein Gebot der Stunde ist, mit knappen Ressourcen effizient umzugehen, darf nicht an der menschlichen Arbeitskraft gespart werden, wo sie notwendig ist.

3. Solidarität und Verteilungsgerechtigkeit: Gleicher Zugang zum medizinischen Fortschritt

In der Medizin menschlich zu handeln, heißt auch, alle Patienten, die unsere Hilfe benötigen, in einem Maße menschlich und qualitätsvoll zu behandeln, das ihnen gerecht wird. Wir setzen uns für ein solidarisches und bedarfsgerechtes Gesundheitswesen ein, in dem jedem Menschen schon aufgrund seiner unveräußerlichen Würde die für ihn angemessenste Gesundheitsversorgung ermöglicht wird

Der medizinische Fortschritt und die breite Palette diagnostischer und therapeutischer Möglichkeiten muss allen Patienten zugutekommen, die von ihrem Einsatz profitieren können – unabhängig von ihrem Alter, Sozialstatus, Geschlecht, Wohnort oder ihrer ethnischen oder nationalen Zugehörigkeit.

4. Umfassende Hilfe: Der Mensch ist mehr als die Summe seiner Organe

Die Aufgabe der Medizin ist eine umfassende, im besten Sinne des Wortes ganzheitliche Hilfe bei der Verhinderung von Krankheit, bei der frühestmöglichen Diagnose von gesundheitlichen Störungen und Erkrankungen und bei der Behandlung, die – je nach Situation und Therapieziel – Heilung, Lebenserhaltung oder eine Verbesserung der Lebensqualität gewährleisten muss.

Wir haben die ethische Pflicht, unsere Patienten in ihrer Gesamtheit zu betrachten, um sie optimal begleiten und ihnen bestmöglich helfen zu können. Therapieentscheidungen dürfen nicht rein technischer Natur sein. Sie müssen pansozialen Charakter haben und nicht nur die medizinischen Möglichkeiten berücksichtigen, sondern die Gesamtsituation der erkrankten Person.

5. Ethische Effizienz: Über- und Unterversorgung vermeiden

In der Medizin effektiv und effizient, also im besten Sinne ökonomisch, vorzugehen, steht im Einklang mit ethischen Ansprüchen, wenn dafür Sorge getragen wird, Über- und Unterversorgung zu vermeiden. Es bedarf einer Diskussion über die angemessene Balance zwischen medizinisch Machbarem, ethisch Vertretbarem und therapeutisch Angemessenem. Wir müssen sicherstellen, dass medizinisch Notwendiges und Zweckmäßiges in jedem Fall durchgeführt werden kann. Jede Maßnahme muss aber auch daraufhin überprüft werden, welchen Nutzen sie für den individuellen Patienten bringt. Die wirtschaftlichen Implikationen einer diagnostischen oder therapeutischen Entscheidung oder andere medizinferne Kriterien dürfen dieses Kalkül nicht beeinflussen.

6. Mit den Ressourcen haushalten: Umverteilung sichern, Sparen ist nicht das Ziel

Effektivitäts- und Effizienzsteigerungen im System, zum Beispiel durch eine Verbesserung von Organisation oder Strukturen im Behandlungsalltag, sind sinnvoll, oft möglich und notwendig. Wir bemühen uns, solche Potenziale auszuschöpfen, um Ressourcen frei zu machen und an anderer Stelle zweckmäßiger einzusetzen. In diesem Sinne ökonomisch vorzugehen heißt menschlich vorzugehen – vorausgesetzt, dass ausschließlich medizinische Kriterien und der Patientennutzen die Entscheidungen bestimmen.

Effizienzsteigerungen dürfen nicht einem abstrakten Sparziel als eigenständigem Wert dienen, sondern müssen im Interesse der Leistungsgerechtigkeit in die bestmögliche Patientenversorgung reinvestiert werden – insbesondere in die Zuwendungsmedizin mit hoher zwischenmenschlicher Qualität.

7. Gesundheitssystem und Krankenhaus: Den ärztlichen Sachverstand nutzen

Ärzte sind, wie andere in der Gesundheitsversorgung tätige Professionen, dem Patientenwohl verpflichtet und wollen diese Verpflichtung und ihre Erfahrungen auch jenseits des Behandlungsalltags einbringen. Das gesamte Versorgungssystem profitiert, wenn ärztlicher Sachverstand und ärztliche Expertise aus der Tätigkeit in der Patientenversorgung in strategische Entscheidungen von Krankenhausträgern und in planerische Entscheidungen auf gesundheitspolitischer Ebene verstärkt eingebunden werden.

Dies versteht sich auch als Appell an die Politik, ärztliche Expertise verstärkt bei ihren Entscheidungen zu berücksichtigen.

All diese Grundsätze dienen aus Sicht der Österreichischen Gesellschaft für Anästhesiologie, Reanimation und Intensivmedizin einem Ziel: einer am Patienten ausgerichteten, fairen und qualitätsvollen

Versorgung. Es ist Zeit für eine neue Wertdiskussion: Die ärztliche Profession muss sich ihrer ethischen Wurzeln bewusst sein, um zukunftsfähig zu sein. Wir Anästhesisten wollen in diesem Sinne Helfer und Unterstützer, Vertrauenspersonen und Behandler, Anwälte und Begleiter unserer Patienten sein und erforderliche Veränderungen mitgestalten. Die Gesundheitspolitik und -verwaltung muss Rahmenbedingungen sicherstellen, die für uns dieses Handeln im Interesse aller Menschen ermöglichen. Das ist für uns der Weg zu einer menschlicheren Medizin.

Gehen wir ihn gemeinsam.

DIE AUTOREN

Univ.-Prof. Dr. Herbert Janig ist Klinischer und Gesundheitspsychologe, Prof. i. R. an der Alpen-Adria-Universität Klagenfurt. Ehem. Leitung des Studienbereichs „Gesundheit und Pflege“ an der FH Kärnten. Arbeitsschwerpunkte: Projektbegleitung im Gesundheitsbereich.

Univ.-Prof. Dr. Rudolf Likar ist Facharzt für Anästhesiologie und allgemeine Intensivmedizin, außerdem Spezialisierung auf den Gebieten der Schmerztherapie und Palliativmedizin. Er ist Vorstand der Abteilung für Anästhesiologie und Intensivmedizin am Klinikum Klagenfurt und Vorstand der Abteilung für Anästhesiologie und Intensivmedizin am LKH Wolfsberg. Lehrstuhl für Palliativmedizin an der SFU Wien. Gerichtssachverständiger für Anästhesiologie, allgemeine Intensivmedizin und Palliativmedizin. Präsident der Österr. Palliativgesellschaft (OPG). Past Präsident ÖGARI, Generalsekretär der Österreichischen Schmerzgesellschaft (ÖSG).

Dr. Georg Pinter ist Vorstand des Zentrums für Altersmedizin am Klinikum Klagenfurt, Facharzt für Innere Medizin/Geriatrie, außerdem Sektionsleiter für Klinische Geriatrie der Österreichischen Gesellschaft für Geriatrie und Gerontologie (ÖGGG).
Weiters ist er medizinisch-wissenschaftlicher Leiter der Schule für Gesundheits- und Krankenpflege des Landes Kärnten am Klinikum Klagenfurt und Co-Referent für Geriatrie der Österreichischen Ärztekammer.

Univ.-Prof. DDr. Ferdinand Rudolf Waldenberger ist Herzchirurg und war in Innsbruck, Houston, Salt Lake City, Leuven, Berlin und Wien tätig, Krankenhausdirektor, Universitätsprofessor für Gesundheitsökonomie und Organisationsethik an der Sigmund-Freud-Universität und Gerichtssachverständiger für Herzchirurgie.

Haftungsausschluss: Der Inhalt dieses Werkes stellt die persönliche Meinung der Autoren dar. Das Werk inklusive aller Inhalte wurde unter größter Sorgfalt erarbeitet. Dennoch können Druckfehler und Falschinformationen nicht vollständig ausgeschlossen werden. Der Verlag und die Autoren übernehmen keine Haftung für die Aktualität, Richtigkeit und Vollständigkeit der Inhalte. Es kann keine juristische Verantwortung sowie Haftung in irgendeiner Form für fehlende Angaben und daraus entstandenen Folgen vom Verlag bzw. den Autoren übernommen werden.

Danke, dass Sie sich für unser Buch entschieden haben.
Wir freuen uns, wenn wir Sie auch weiterhin über unsere Neuerscheinungen informieren dürfen und laden Sie ein unseren Newsletter unter www.ueberreuter-sachbuch.at zu abonnieren. Sie erreichen uns auch direkt unter office@ueberreuter-sachbuch.at.

2. Auflage

ISBN 978-3-8000-7742-7

Covergestaltung: Saskia Beck, s-stern.com
Coverbild: shutterstock.com
Lektorat: Marie-Therese Pitner
Satz: Hannes Strobl, Satz·Grafik·Design, Neunkirchen
Druck und Bindung: Finidr s. r. o.
www.ueberreuter-sachbuch.at